职业危害评价实用指南

主　编　邹立海

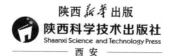

陕西新华出版

陕西科学技术出版社

Shaanxi Science and Technology Press

西安

图书在版编目（CIP）数据

职业危害评价实用指南 / 邹立海主编 . — 西安：
陕西科学技术出版社 , 2023.2
ISBN 978-7-5369-8645-9

Ⅰ . ①职… Ⅱ . ①邹… Ⅲ . ①职业病—风险评价—指
南 Ⅳ . ① R135-62

中国国家版本馆 CIP 数据核字 (2023) 第 031575 号

职业危害评价实用指南

邹立海　主编

责任编辑　高　曼
封面设计　马　佳

出 版 者　陕西科学技术出版社
　　　　　西安市曲江新区登高路 1388 号陕西新华出版传媒产业大厦 B 座
　　　　　电话（029）81205187　传真（029）81205155　邮编 710061
　　　　　http://www.snstp.com
发 行 者　陕西科学技术出版社
　　　　　电话（029）81205180　81206809
印　　刷　三河市龙大印装有限公司
规　　格　710mm×1000mm　　　开本 16
印　　张　16
字　　数　240 千字
版　　次　2023 年 2 月第 1 版
　　　　　2023 年 2 月第 1 次印刷
书　　号　ISBN 978-7-5369-8645-9
定　　价　68.00 元

《职业危害评价实用指南》

编 委 会

主　　编：邹立海

副 主 编：张显鹏　张海东　马志强

编　　者：马志强　王　燕　白　金　李仁波　李发强

　　　　　刘治强　刘建伟　毕心㻊　宋利群　邹立海

　　　　　邹建芳　张显鹏　张海东　周　涛　倪志军

　　　　　赵　亮　高衍新

前　言

当前，我国职业危害形势依然严峻，职业病防治工作任务艰巨。职业卫生工作是对职业危害进行识别、评价、预测和控制，为提高职业危害评价技术能力，故组织业内同道殚精竭虑，总结多年实践经验和真实案例编撰本书。

职业危害评价能够识别分析职业病危害因素，评估职业危害程度、控制措施的有效性，为控制和消除职业病提供科学依据。职业危害评价工作始于20世纪90年代末，初期主要是卫生防疫部门受企业委托，对工业建设项目进行竣工验收后的卫生学评价。2002年实施的《职业病防治法》明确规定，存在职业病危害的建设项目，应进行职业病危害评价，同年卫生部颁布《建设项目职业病危害评价规范》，为职业危害评价工作提供了依据。近年来，由于监管体制变迁，卫生部门的专业机构人员流失严重，第三方技术服务机构大量涌现，职业卫生领域增加了大批新生力量，但技术能力还有待提高。部分评价报告质量低劣、流于形式，既增加了企业的管理成本，也无助于治理职业危害、预防职业病发生。为此，根据工作需要，我们组织编写了这本《职业危害评价实用指南》。

本书分为基础知识和应用案例两个部分。第一章至第六章为基础知识，包括职业病危害因素、评价方法、防护设施、应急救援、个体防护用品、职业卫生管理等。第七章至第十一章为应用案例，精选23个评价案例，包含全部评价业务范围，内容有生产工艺分析、职业危害识别、控制措施评价与总结点评等。本书荟萃了实用理论与代表性案例，观点新颖、内容实用。

本指南可供政府部门监督人员、企业管理人员、技术服务机构人员等参考。由于编者水平有限，本书的错误和不妥之处在所难免，敬请读者批评指正。

编 者

2023 年 1 月

目　录

第一章 职业病危害因素

第一节 生产性粉尘

粉尘是以气溶胶状态或以烟雾状态存在的，能较长时间漂浮于空气中的固体微粒，人类的生产活动和生活活动及自然界的分化、腐蚀、气体流动均可产生粉尘。生产性粉尘专指在生产活动中产生的，能够较长时间漂浮于生产环境中的固体微粒。

生产性粉尘的组成，主要是 $0.1 \sim 10\,\mu m$ 悬浮在空气的飘尘颗粒；$10\,\mu m$ 以上的颗粒可迅速沉降，成为降尘；也有部分直径 $1\,\mu m$ 以下的烟尘，在空气中沉降很慢，多为燃烧、熔炼、熔化等产生，在空气中氧化后的成分与母料不同。生产性粉尘可分为无机粉尘和有机粉尘。

无机粉尘是指成分为矿物的粉尘，包括矽尘、硅酸盐尘、含炭粉尘、金属粉尘、人工无机粉尘等。矽尘一般指含游离二氧化硅（SiO_2）10% 以上的矿物粉尘；硅酸盐尘是含有 Al、Mg、Ca、Fe 等金属元素的粉尘，常见硅酸盐尘有石棉、水泥、滑石、云母、高岭土的粉尘；含炭粉尘有煤尘、石墨尘、炭黑粉尘等；金属粉尘是金属冶炼、电焊、切削、抛光等产生的粉尘；人工无机粉尘有玻璃纤维尘、金刚砂尘、矿物棉粉尘等。

有机粉尘包括动物性粉尘、植物性粉尘和人工有机粉尘。动物性粉尘有皮毛尘、羽毛尘、丝尘、骨质粉尘等；植物性粉尘有棉尘、麻尘、谷物粉尘、面粉尘、枯草尘、蔗渣尘、木尘、茶尘、花粉等粉尘；人工有机性粉尘有农药、炸药、有机染料、合成树脂、人造纤维等粉尘。

受粉尘影响的致病因素包括粉尘的吸入量、粉尘在肺内沉积量、粉尘的致病性等。粉尘的吸入量主要受作业场所粉尘的浓度影响，劳动强度越大、接触粉尘时间越长，吸入量就越多。粉尘在肺泡里的沉积量是发生尘肺病的首要条件，粉尘粒径（分散度）越小、表面活性越大、所带电荷越多，越容易在肺泡内沉积。粉尘中的游离 SiO_2 含量越高，致尘肺作用越强。

粉尘进入人体呼吸道，经鼻腔、咽部、气管时以截留、撞击、黏附等方式沉积下来，并随着呼吸道黏膜分泌物和纤毛运动而排出体外。进入下呼吸道的更小尘粒沉积在呼吸性细支气管和肺泡壁上，大部分尘粒仍随呼气排出，机体通过层层阻留、清除，使进入呼吸道的 97% ～ 99% 的尘粒被排出体外，而阻留于肺组织的粉尘只占吸入粉尘的 1% ～ 3%。

粉尘对人体的危害主要是导致尘肺病，此外还会引发其他疾病。

在工农业生产过程中，长期吸入较高浓度的生产性粉尘所引起的、以肺组织纤维化为主的全身性疾病称为"尘肺病"。不同种类的粉尘所导致的尘肺类型也不同，包括：矽肺，由含游离 SiO_2 的粉尘引起；硅酸盐肺，由含结合型 SiO_2 粉尘引起，如石棉肺、水泥尘肺等；炭尘肺，由煤、石墨、炭黑、活性炭等粉尘引起，如煤肺、石墨尘肺、炭黑尘肺等；混合性尘肺，由混合性粉尘引起，如铸工尘肺、煤工尘肺等；金属尘肺，由金属粉尘所致，如铝尘肺。

粉尘导致的其他疾病有：间质性肺炎、外源性过敏性肺泡炎，主要由霉草、甘蔗渣、蘑菇孢子、羽毛、鸟粪等所致；职业性哮喘；刺激性皮肤疾病（如沥青烟尘、石灰、皮毛引起的皮炎）；急性中毒（如铅、砷、锰、铍的粉尘等所致）；癌症（如石棉、放射性物质粉尘、镍、铬、砷等所致）。

生产性粉尘导致的尘肺病仍是我国现阶段的主要职业病，截至 2021 年年底，我国已有尘肺病人 100 余万，占全部报告职业病的 90% 以上。目前全国每年报告新发尘肺病人均超过 1 万例。因此，治理和控制生产性粉尘的职业危害、减少尘肺病的发生，仍为现阶段职业健康工作的主要任务。

一、矽尘

矽尘是含游离 SiO_2 10% 以上的粉尘。石英是自然界中广泛存在的游离 SiO_2，是构成地壳的主要成分，约占地壳的 25%，95% 左右的矿石中都含有游离 SiO_2，如石英岩、砂岩、花岗岩，以及黄沙、河沙、海沙或夹杂于黏土等其他硅酸盐矿物中。游离 SiO_2 也存在于硅藻土、蛋白石、石英玻璃，以及由石英融熔凝聚而成的气溶胶等中。

接触矽尘的生产作业主要有采矿业的采掘、爆破、运输、原料破碎等作业，我国的矽肺病主要发生于煤矿，占半数以上，其他如有色金属矿及黑色金属矿山、基建筑路、开凿隧道、水利工程、地下建筑工程、采石、地质勘探作业、石粉加工、玻璃、陶瓷、耐火材料、机械制造业的清砂、喷砂等。其中以耐火材料或陶瓷生产中的矽尘危害最严重，其原料硅石含游离 SiO_2 达 93% 以上，生产黏土砖的原料高岭土、黏土等含游离 SiO_2 40% 左右。耐火材料生产中的原料破碎、碾磨、筛选、拌料、粉料的运输、进出窑时的装卸等流程中均可接触矽尘。

矽尘导致的矽肺是长期吸入大量含游离 SiO_2 的粉尘所引起的肺组织纤维化为主的全身性疾病，在各型尘肺中进展最快、最为严重、影响面最广、最常见。矽肺的发生发展与工人接触粉尘中的游离 SiO_2 含量、粉尘浓度、接尘工龄、粉尘分散度、石英晶型、个人防护、个体条件等多种因素有关。一般在接触 5～10 年后发生，有的可长达 20 年以上。但某些含矽量高、粉尘浓度大的作业，如露天石英矿或石英岩巷干式凿岩、石英石粉碎等，若不采取个人防护措施，最快接尘半年即可发生矽肺，称为"速发型矽肺"。

矽肺的基本病变是矽结节形成和肺间质纤维化，矽结节形成初期是以尘细胞为主的细胞性结节，随着病情的发展，网状纤维增多增粗，细胞成分减少，结节形成同心圆似的胶原纤维结节。矽肺晚期，矽结节增大、融合或合并感染等形成团块样变。矽结节中心也可发生透明样变。矽肺患者肺部结构受到严重破坏，免疫功能降低，常发生并发性疾病，是尘肺病人的直接死因。常见并发症有矽肺结核，一般在 10% ~ 30%，其他有慢性支气管炎、继发感染、慢性肺心病、呼吸衰竭等。矽肺是一种进行性疾病，有的接尘者脱离接触一段时间后还会发生晚发型矽肺；矽肺确诊后，即使脱离粉尘作业，病变仍可继续进展。

二、煤尘

煤矿开采业是我国发生尘肺病的主要行业。在煤矿中各工种都可接触煤尘、矽尘等，掘进工主要接触矽尘，采煤工同时接触煤尘与矽尘，所患尘肺统称为煤工尘肺。岩石掘进工接触的粉尘中游离 SiO_2 含量在 25% ~ 50%，所患尘肺为矽肺；采煤工主要接触煤尘，多数煤尘含游离 SiO_2 在 5% 以下，所患尘肺为煤肺；混合工种接触煤尘、矽尘，所患尘肺兼有矽肺与煤肺的病变，为煤矽肺。煤矽肺病人在我国煤矿尘肺中最多见，约占 88%。

单纯煤肺患者发病工龄一般在 20 年以上，煤肺患者的肺脏肉眼见表面有大小不一的黑色斑点及斑块，称为煤斑。煤斑由煤尘细胞灶或煤尘纤维灶组成，煤尘纤维灶见于呼吸性细支气管周围及肺泡，使肺泡间隔增厚变宽，其间可有胶原纤维增生。煤尘纤维灶使呼吸性细支气管膨大、破裂，形成小叶中心性肺气肿，煤肺肺门淋巴结可增大并见煤尘灶及煤尘纤维灶。

三、石棉尘

石棉具有良好的耐火、隔热、耐酸、抗腐蚀及绝缘性能，石棉及其制品在现代工业中使用非常广泛。接触石棉的主要作业是石棉加工，其次是采矿和选矿。如石棉加工厂的开包、压棉、弹棉、梳棉、纺织，修造船厂的船体拆修，锅炉拆修，电器绝缘材料制造，石棉水泥制品，刹车片、离合器片等摩阻材料制造等。

石棉尘可导致石棉肺和致癌（胸膜间皮瘤），石棉肺的主要病变是弥漫性呼吸性细支气管及其所属肺泡管和肺泡的炎症，以及细支气管周围、肺泡间隔、胸膜纤维增生，一般少有结节或类结节纤维化。晚期石棉肺可见心包壁与纵隔胸膜，以及胸膜与相邻的肺组织粘连，形成广泛胸膜下纤维化，形成胸膜斑。胸膜斑是石棉肺的特征性病理改变之一，多见于两肺下后外侧和基底部、隔腱部。胶原纤维退变处可见钙质沉积和钙化。石棉肺病人常在X线胸片出现明显特征改变之前，就有咳嗽、气短、无力、胸痛等症状。病程较长或有呼吸道感染时，上述症状加重，可出现咳痰、发绀、发热等症状。早期可见肺通气功能障碍，肺功能障碍多为限制性通气功能障碍，如肺总量减少、残气量增加、弥散量降低。晚期石棉肺患者有肺气肿、杵状指，晚期并发呼吸道感染较多见，感染不易控制而导致呼吸衰竭和肺源性心脏病。石棉肺并发肺结核不如矽肺多见。目前，多数发达国家已禁止生产石棉制品，各国也严格控制对石棉的使用。

四、水泥尘

水泥是人工合成的硅酸盐类建筑材料，由石灰石与黏土质混合配料，粉碎、焙烧，然后冷却、粉碎，最后混入石膏粉、矿渣等制成。水泥粉尘为混合性粉尘，焙烧前的水泥生料属于石灰石，产生的粉尘为石灰石粉尘。焙烧后的熟料及水泥成品含游离 SiO_2 较低，其粉尘性质为水泥粉尘。水泥制造企业的各工序均可接触水泥尘。

水泥尘引起的尘肺为水泥尘肺，发病多在接尘 10 ～ 15 年以后，进展缓慢。临床表现主要是慢性支气管炎，阻塞性肺通气功能障碍出现较早，合并结核少，X线表现为不规则形小阴影及部分稀疏的类圆形小阴影，分布于两肺中下肺区。

五、电焊烟尘

焊接是机械制造行业的常见工艺，焊药、焊芯、焊接材料在电弧高温（2000 ～ 3000℃）作用下，熔化蒸发逸散至空气中，经氧化、凝聚形成焊接气溶胶，主要职业危害因素是电焊烟尘，烟尘的分散度高，2 μm 以下者占 95% 以上。电焊烟尘的主要化学成分为氧化铁（33% ～ 56%）、氧化锰（5% ～ 10%）、非结晶型 SiO_2（10% ～ 20%）、氟化物（氟化钙、氟化钠等，碱性焊条烟尘占22% ～ 26%）等。其他职业危害还有化学性因素臭氧、氮氧化物、一氧化碳等，物理因素噪声、紫外线、红外线等。

长期吸入高浓度电焊烟尘可引起电焊工尘肺。发病工龄一般在 10 ~ 20 年以上，肺组织的细支气管周围形成粉尘纤维灶，灶周伴有肺气肿，粉尘及纤维灶沿血管、支气管周围分布，形成套袖样改变。电焊烟尘具有较弱的致纤维化作用，病程多呈进行性缓慢发展。长期吸入高浓度氧化锰还可引起锰中毒。

六、石墨尘

接触石墨尘的生产作业主要是石墨矿的开采。石墨加工过程中的粉碎、过筛、包装，石墨电极与石墨坩埚制造过程均能产生石墨粉尘。

长期吸入较高浓度石墨尘可致石墨尘肺。石墨尘肺的肺脏改变酷似煤肺，肺内会出现大小不等的斑点，小气管和小血管周围也有大量石墨粉尘存在，最终影响肺组织的呼吸功能，对身体造成伤害。石墨尘肺病人疾病症状常不明显，如轻度鼻咽部发干、咳嗽、咳黑色黏痰、劳动后胸闷、气短等；石墨尘肺容易并发病毒、细菌乃至真菌感染，包括结核感染，患者可出现反复发作的呼吸系统炎症，加重肺功能损害。

七、炭黑尘

接触炭黑尘的生产作业以炭黑厂的筛分、包装车间最严重，其他如电极厂配料工、成型工，橡胶轮胎厂投料工也可接触。

长期接触过量炭黑尘可导致炭黑尘肺，其病理变化与石墨尘肺相似，但炭黑尘肺进展缓慢，发病工龄平均约为 15 年。炭黑尘肺患者症状多不明显，表现隐蔽，仅少数病例肺功能检查显示通气功能减退，患病后进展缓慢，预后良好。

八、滑石尘

滑石广泛用于橡胶、造纸、纺织、建筑、涂料、医药、化妆品、农药等工业。滑石尘的接触机会主要来源于滑石矿开采、滑石制品制造、滑石使用等岗位。

滑石尘肺一般在接触滑石粉尘 10～15 年后发生，主要病理改变是肺组织的结节性纤维化、弥漫性间质纤维化和异物肉芽肿，间质纤维化与石棉肺表现相似，分布在呼吸细支气管周围，除网状纤维外尚有少量胶原纤维呈不规则排列。肉芽肿由上皮样细胞和异物巨细胞组成。在巨细胞内可见到有双折光的滑石颗粒。在胸膜上出现的胸膜增厚，甚至胸膜斑，常称为"滑石斑"，也可能与滑石中混有石棉纤维有关。早期少有临床症状，进展缓慢，X 线胸片表现为两肺中下野模糊、不规则小阴影、密度较淡的 p 类小阴影，晚期可见块状大阴影，甚至坏死空洞。

九、云母尘

云母是天然的铝硅酸盐，广泛用于电器材料和国防工业。云母成分复杂、种类繁多，云母矿床通常与花岗伟晶岩结合，云母夹杂在石英与长石之间时含有一定量的游离 SiO_2，纯云母主要含结合型 SiO_2。

采矿时接触的是混合粉尘，加工过程中可产生云母粉尘，云母粉尘较轻，极易飘扬在空气中。接触到云母尘的生产作业主要是建筑材料及其他非金属矿采选业，如云母矿开采、破碎、筛选、研磨等，云母制品业，如云母制粉、煅烧、成型、云母绝缘成品，电子及通信设备制造业如云母电容制取，均可接触云母粉尘。

云母粉尘的游离 SiO_2 含量不同，因此其致纤维化的程度不同，长期吸入高浓度云母粉尘可发生云母尘肺，云母尘肺的发病率和进展都比较缓慢，发病工龄通常在 15 年以上。云母尘肺引起肺内弥漫性间质纤维化和不同程度的结节肉芽肿，表现为肺泡间隔、血管及支气管周围结缔组织增生和脱屑性支气管肺炎，伴明显的支气管扩张和局限性肺气肿，一般多无特殊症状和体征。胸部 X 线表现以不规则小阴影为主，可有少量类圆形小阴影，肺门不清楚，有类似磨玻璃样改变，少数见胸膜钙化。

十、陶工尘

陶瓷原料包括高岭土、黏土、瓷石、瓷土、着色剂、青花料、石灰釉、石灰碱釉等，混合后烧制而成陶瓷制品。瓷石含有一定量的游离 SiO_2，瓷土属黏土矿物，为硅酸盐。接触陶工尘的生产作业主要是陶土矿石破碎和粉碎、混料、过筛、成型、粉料运输，以及轮碾机、振动等，均能产生游离 SiO_2 含量很高的生产性粉尘。陶瓷制作的原料破碎、过筛、下料等各工序都接触粉尘，粉尘中含游离 SiO_2 4.8% ～ 67.2%、硅酸盐 30.7% ～ 57.0%。釉料加工及釉子生产者主要接触石英、长石及硼砂等粉尘，耐酸水泥生产者主要接触硅石及黏土等粉尘。

陶瓷行业尘肺病分为陶工尘肺、硅酸盐尘肺、混合尘肺、矽肺等，统称为陶工尘肺，实际上是一组职业性肺部疾病。陶工尘肺肺脏常呈淡蓝色，这是其特征之一。病变为间质纤维化，X 线表现为不规则形小阴影，少数为类圆形小阴影。陶工尘肺易合并肺结核，合并率在 37.5% ～ 69.4%，以浸润型为主，肺炎也较多见，易误诊为结核。

十一、铝尘

铝尘属于金属粉尘，铝粉为银色，质轻、漂浮力高、遮盖力强、对光和热的反射性能均好。用途广、需求量大、品种多，其燃点 550℃，粉末自燃温度为 5 900℃，粉尘爆炸下限为 $40g/m^3$。主要用来制造油漆、油墨、颜料和焰火，也可用作多孔混凝土的添加剂、治疗和医药用品、用于汽车和飞机工业。冶炼铝、生产铝粉的作业，应用铝粉制造炸药、烟火、爆竹等均可接触铝尘。

长期接触铝尘可发生铝尘肺，发病较慢，进展缓慢，临床症状出现慢，与 X 线表现不一致。主要临床症状有气短、咳嗽、胸疼、呼吸困难。X 线表现为双肺可见较细的不规则小阴影或细小类圆形小阴影，常分布于两肺中下区。

十二、铸工尘

铸工尘指含游离 SiO_2 很低的黏土、石墨、煤粉、石灰石和滑石粉等混合性粉尘。铸造生产是机械制造业的重要环节，生产过程包括型砂配制、砂型制造、开箱、打箱、清砂等，整个生产过程都有粉尘产生，以配砂、开箱、打箱、清砂几个环节产尘最严重。铸造车间的粉尘主要是矽尘，铸钢时石英砂游离 SiO_2 含量高达 90% 以上，铸铁和铸有色金属用天然砂游离 SiO_2 达 70% 以上，其他原料还可能使用火泥、煤粉、石墨粉和滑石粉等。

铸造工发生的尘肺统称为铸工尘肺，为混合性尘肺。以石英砂、天然砂为主的硬模铸造、铸钢、清砂等所发生的尘肺，发病工龄短、进展快，实质为矽肺；以黏土、石墨、煤粉、石灰石、滑石等粉尘为主引起的尘肺发病工龄长、进展缓慢，是真正意义上的铸工尘肺。铸钢清砂工接触粉尘最严重，其尘肺病患病率最高，型砂配制工、砂型制造工较低。铸工尘肺发病工龄为 20～30 年，初期多无自觉症状，随着病情进展，可出现胸闷、胸痛、咳嗽、咯痰、气短等症状。病变初期肺功能多属正常，以后逐渐出现阻塞性或以阻塞性为主的通气功能障碍。砂型制造作业的烟尘，还可并发慢性支气管炎和肺气肿。

第二节　化学毒物

一、刺激性化学物

刺激性化学物是指对眼、呼吸道黏膜和皮肤具有刺激作用的一类有毒有害化学物质，在化学工业生产中最常见。刺激性化学物的种类有 20 余种。

无机酸类：硫酸、硝酸、盐酸、铬酸、氯磺酸。

成酸氧化物：二氧化硫、三氧化硫、二氧化氮、铬酐。

成酸氢化物：氟化氢、氯化氢、溴化氢、硫化氢。

成碱氢化物：氨。

卤族元素：氟、氯、溴、碘。

卤烃：溴甲烷、氯化苦、二氯甲烷、二氯乙烷、二溴乙烷等。

氮的化合物：一氧化氮、二氧化氮、五氧化氮等。

氯的化合物：氯、氯化氢、二氧化氯、光气、双光气、氯化苦、四氯化硅、四氯化钛、三氯化砷、二氯化矾、三氯化锑、三氯化磷、五氯化磷、三氯氧磷等。

醇类：乙醇、二氯乙醇等。

醛类：甲醛、乙醛、丙烯醛、三氯乙醛。

有机酸类：甲酸、乙酸、丙烯酸、苯二甲酸等。

醚类：乙醚、二氯乙醚、苯—联苯醚、氯甲甲醚等。

胺类：乙二胺、一甲胺、二甲胺、丁胺、三乙醇胺、二乙烯三胺等。

有机氟：有机氟塑料热解气和裂解残液气等、全氟异丁烯、八氟异丁烯、氟光气、六氟丙烯等。

环氧化物：环氧乙烷、环氧丙烷、环氧氯丙烷等。

酯类：硫酸二甲酯、甲酸甲酯、二异氰酸甲苯酯、氯甲酸甲酯等。

有机过氧化物：过氧苯甲酰等。

类金属化合物：氧化镉、硒化氢、碳基镍、五氧化二钒蒸气。

有机溶剂：汽油、煤油、柴油、四氯化碳等。

农药：有机磷酸酯、溴甲烷、磷化氢、百草枯等。

军用毒气：氮芥气、亚当氏气、路易氏气。

其他如臭氧、某些物质燃烧烟雾、二硼氢等。

刺激性化学物的健康危害常表现为呼吸系统、皮肤黏膜等刺激症状。

呼吸系统症状主要表现为少量吸入后有一过性上呼吸道黏膜的刺激症状。较大剂量可有鼻腔及呼吸道的严重刺激症状，如流涕、咳嗽、声音嘶哑、胸闷、气短、呼吸困难等。鼻腔症状可见鼻咽部黏膜红肿、喉头水肿等，可有鼻中隔和声带溃疡、过敏反应，多于数日内恢复，严重者可引起喉痉挛、喉头水肿。呼吸道症状有咽痛、咳嗽、咳痰等支气管炎、肺炎表现。短期内大剂量吸入可有剧烈咳嗽、咯大量粉红色泡沫痰、胸闷、气急、心悸等肺水肿表现；严重时可出现呼吸困难、明显发绀、急性肺损伤和急性呼吸窘迫综合征而危及生命。短期吸入或长期小剂量地吸入刺激性气体还可引起哮喘或反应性气道功能不全表现，如喘息、气促和长期慢性咳嗽，提示存在气道高反应性。

眼部症状主要表现为眼部刺激症状，有疼痛、灼热或异物感，流泪、眼睑痉挛、结膜充血、角膜上皮脱落等化学性角膜炎，严重者可引起化学性眼灼伤。

皮肤症状主要表现为急性皮肤损害，如红斑、水疱、焦痂，称为化学灼伤。大剂量接触可对皮肤黏膜可产生迅速、强烈的刺激作用，发生皮炎、水疱及坏死。

全身反应主要表现为急性刺激性化学物中毒，除了引起呼吸道、皮肤、眼部刺激症状外，还可引起相应靶器官的损害，如氟化氢中毒可引起低钙血症和心肌损害等。

（一）氯气

氯气是一种毒性很强的刺激性气体，工业应用广泛，如制造农药、漂白剂、消毒剂、溶剂、塑料、合成纤维及其他氯化物等。接触机会主要有化工工业的电解食盐、氯碱生产、盐酸、光气、氯化苯、氯乙烯、氯乙醇等的合成；制药、塑料、颜料、印染、合成纤维、皮革、造纸等工业；医院、游泳池、自来水等场所的消毒。液氯钢瓶混入有机物、运途中暴晒等均可发生物理性或化学性爆炸，引发急性中毒。氯与一氧化碳在高热条件下，可生成光气。在日光下与易燃气体混合会发生燃烧爆炸，与许多物质反应也会引起燃烧和爆炸。

氯气主要作用于气管、支气管、细支气管和肺泡，导致相应的病变。人对氯的嗅阈为 $0.06mg/m^3$；在 $120 \sim 180mg/m^3$ 的浓度下接触 $30 \sim 60min$，可引起中毒性肺炎和肺水肿；$300mg/m^3$ 浓度时可造成致命损害。

氯气吸入后与黏膜和呼吸道的水作用形成氯化氢和新生态氧。氯化氢可致上呼吸道黏膜炎性水肿、充血和坏死；新生态氧对组织具有强烈的氧化作用，并可形成具细胞原浆毒作用的臭氧。氯浓度过高或接触时间较久，可导致深部呼吸道病变，使细支气管及肺泡受损，发生细支气管炎、肺炎及中毒性肺水肿。由于刺激作用使局部平滑肌痉挛而加剧通气障碍，加重缺氧状态；高浓度氯吸入后，还可刺激迷走神经引起反射性的心跳停止，表现为电击样死亡。

急性中毒主要为呼吸系统损害的表现，可为刺激反应、轻度、中度或重度中毒。刺激反应表现为流泪、结膜充血、流涕、咳嗽等眼及上呼吸道刺激症状。脱离接触后，症状一般于24h内消失。轻度中毒出现咳嗽、胸闷、两肺可闻干啰音或哮鸣音，可有少量湿啰音。中度中毒还可出现咯痰、气短、胸痛、轻度发绀、两肺可闻弥漫性哮鸣音或干湿啰音，经治疗，3～5d后症状逐渐好转，10d左右痊愈。重度中毒有剧烈咳嗽、咯大量白色或粉红色泡沫痰、呼吸困难、明显发绀、两肺弥漫性湿啰音，或出现严重窒息、昏迷等，也可能出现气胸、纵隔气肿等严重并发症，可发生猝死。氯气还可引起眼与皮肤损害，如急性结膜炎，高浓度氯气或液氯可引起眼灼伤；液氯或高浓度氯气可引起皮肤暴露部位急性皮炎或灼伤。

长期接触低浓度氯气者，可能出现牙齿酸蚀、嗅觉减退、痤疮样皮疹（氯痤疮）、慢性咽炎等，氯气也可能成为引起慢性支气管炎、支气管哮喘、肺气肿的诱因。

（二）二氧化硫

接触机会主要有燃烧含硫燃料、熔炼硫化矿石、烧制硫黄、制造硫酸、橡胶硫化、制冷、漂白、消毒、熏蒸杀虫、镁冶炼、石油精炼、某些有机合成等作业。二氧化硫也是常见的工业废气及主要大气污染物之一。

急性二氧化硫中毒除常见刺激症状外，吸入高浓度二氧化硫时，会立即引起喉痉挛、喉头水肿，接着迅速死亡。液态二氧化硫污染皮肤或溅入眼内，可造成皮肤灼伤和角膜上皮细胞坏死，形成白斑、疤痕。二氧化硫对人体有慢性影响，长期接触低浓度二氧化硫，会引起嗅觉、味觉减退甚至消失，头痛、乏力、牙齿酸蚀、慢性鼻炎、咽炎、气管炎、支气管炎、肺气肿、肺纹理增多、弥漫性肺间质纤维化及免疫功能减退等。

（三）氟及其化合物

工业生产中氟的主要来源是使用水晶石、含氟磷灰石和萤石的工业；化学工业以含氟矿石制取元素氟，从无水氟化氢或氟氢钾盐中电解制备氟；制造氟塑料，氟橡胶；国防工业中用于制造高能燃料；冶金工业中用作炼钢助熔剂；轻工业中用于雕刻玻璃等。工业生产中常见含氟化合物有氟化氢、二氟化氧、三氟化氮、四氟化硫、六氟化硫、十氟化硫、氟化钠、三氟化硼、四氟化硅、氟硅酸、氟硅酸钠。

有机氟是氟化合物中毒性最强的化合物，可经呼吸道和皮肤吸收导致中毒，除了皮肤和呼吸道及眼结膜损伤，还可能会出现抽搐等低钙血症表现，心肌损害也比较严重。

（四）光气

光气的化学名碳酰氯，常温下是一种无色气体，具有霉干草或腐烂水果样气味，高浓度时有辛辣气味，经加压降温（＜8.2℃）则成液体。毒性较氯气大10倍，且作用持久，有蓄积作用。光气对人的急性毒性有明显剂量－反应关系，剂量达360mg/m³时可导致闪电样死亡，光气曾被用作战争毒剂。同类毒物还有双光气、氟光气，双光气化学名为氯甲酸三氯甲酯，呈无色或微黄色液体，毒性比光气高1倍多；氟光气又称碳酰氟，毒性与光气相似。光气以气态形式经呼吸道吸入，不能经皮吸收，因其水溶性小，吸入后可到达呼吸道深部和肺泡，经肺吸收。

光气常见于具有较大潜在职业危害的行业，如农药、染料及塑料行业，多由于输送管道或容器爆炸、设备事故等意外事故时大量泄漏，可引起群体急性中毒。在金属冶炼过程中，氯代碳氢化合物，如氯仿、四氯化碳、三氯乙烯、四氯乙烷等，遇明火燃烧或接触炽热的金属物品时，以及聚氯乙烯塑料制品燃烧时，均可分解生成光气。因此，在救火现场和化学实验室等的作业人员都有可能接触到光气。

人体吸入光气后立即发生刺激反应，呈一过性，无潜伏期。光气性肺水肿是迟发性，有一定潜伏期，凡有光气吸入史的病人，应密切观察生命体征，至少观察48h。急性光气中毒可在恢复期发生闭塞性细支气管炎，是一种小气道病变，一般在急性期症状缓解后2周左右发生。

（五）硫酸二甲酯

硫酸二甲酯为无色略有洋葱气味的油状液体，属高毒类，有强烈的刺激作用和腐蚀性，易溶于乙醇和乙醚，低温时微溶于水，18℃易溶于水，可生成未分解的硫酸二甲酯烟雾，极易生成硫酸和甲醇。稀碱液可使之迅速水解。对金属无作用，具有迟发性生物效应，主要经过呼吸道、皮肤进入人体，可在血浆内溶解。吸入蒸气，表现为呼吸道黏膜的严重炎症反应，在 50mg/m³ 浓度下接触 10min 可致死。眼睛接触本品后，轻者出现刺激症状，重者可引起角膜水肿、角膜上皮脱落，甚至浑浊。皮肤接触本品后，可出现水疱，愈合较慢，出现溃疡和深度坏死。迟发性毒效应表现为眼、呼吸道的严重炎症，与光气相同，并可出现多脏器迟发性病变。

（六）氨

氨在常温下为辛辣刺激性臭味的气体，易溶于水，水溶液称为氨水、氢氧化铵，具强碱性。氨腐蚀性强，易使组织蛋白变性、脂肪组织皂化，造成溶解性坏死，且病变易向深部发展。接触机会有化工业合成氨、化肥制造、制碱等，制药工业、塑料、染料、树脂、冷冻、皮革、石油精炼、合成纤维、制冷等，液氨运输、制氨设备检修、管道爆裂等。

氨对黏膜和皮肤有碱性刺激及腐蚀作用，可造成组织溶解性坏死，高浓度时可引起反射性呼吸停止和心脏停搏。氨中毒时，常同时伴有皮肤、眼部灼伤。短期内吸入大量氨气引进急性中毒，会出现流泪、咽痛、声音嘶哑、咳嗽、痰中带血丝、胸闷、呼吸困难，可伴有头晕、头痛、恶心、呕吐、乏力等，可出现发绀、眼结膜及咽部充血及水肿、呼吸加快、肺部啰音等。严重者可发生肺水肿、急性呼吸窘迫综合征，喉水肿痉挛或支气管黏膜坏死脱落致窒息，还可并发气胸、纵隔气肿。眼接触液氨或高浓度氨气可引起灼伤，严重者可发生角膜穿孔。皮肤接触液氨可致灼伤。

（七）氮氧化物

生产和使用硝酸，以硝酸制取苦味酸、硫酸、砷酸、乙二酸、硝酸铵、硝酸盐、硝基化合物的过程中，就会有氮氧化合物产生；苯胺染料重氮化、用硝酸清洗金属部件、卫星发射、火箭推进等可释放出大量氮氧化物；农业生产中硝酸铵化肥保管不当或遇火燃烧时，可产生大量的硝烟；制造硝基炸药或爆破时产生炮烟；硝基塑料制品、电影胶片等遇火燃烧；煤炭、木材、棉织物被硝酸浸蚀；焊接、气割时及电弧高温等会使空气中的氧和氮结合，均可产生大量氮氧化物。

急性氮氧化物中毒是以呼吸系统急性损害为主的全身性疾病，大量吸入可以引起闪电样死亡。氮氧化物对下呼吸道的作用尤为显著，可与深部呼吸道黏膜上的水分缓慢作用生成硝酸，对肺组织产生强烈的刺激与腐蚀作用，一般起病较缓，常有潜伏期。还会出现迟发性阻塞性毛细支气管炎，一般在吸入氮氧化物气体，无明显急性中毒症状或在肺水肿恢复阶段后2周左右会突然发生咳嗽、胸闷，进行性呼吸困难、明显发绀。氮氧化物还可引起心肌损害。

（八）甲醛

甲醛主要用于制造树脂（如酚醛树脂、脲醛树脂）和合成塑料或橡胶。在建筑材料、木材加工、造纸、纺织、皮革加工、制药、油漆、炸药等工业也大量应用。甲醛水溶液在农业、林业、畜牧业、生物学和医药中普遍用作消毒、防腐和熏蒸剂。

甲醛中毒后具有明显的眼部及上呼吸道黏膜刺激症状，可有持续咳嗽、咯痰、胸闷、呼吸困难。甲醛是常见的致喘物，可以引起哮喘发作。

（九）磷化氢

磷化氢为无色气体，不仅有刺激性，也有系统毒性。纯度高时几乎无味，但工业品有腐鱼样臭味。磷的提炼和磷化物的制造，乙炔制造，含磷的锌、锡、铅、镁等金属化合物，以及硅铁或炉渣遇弱酸、遇水时均能产生磷化氢。可作为n-型半导体的掺杂剂、聚合反应引发剂、缩合反应催化剂、生产阻燃剂的中间体等。使用磷化铝、磷化锌熏蒸粮食、皮革、动物饲料、烟草杀虫等，可产生磷化氢；饲料发酵等作业在一定条件下可有较高浓度的磷化氢。

吸入磷化氢气体后（或误服磷化锌、磷化铝后）可出现急性中毒，是以神经系统、呼吸系统损害为主的全身性疾病。起病较快，数分钟即可出现严重中毒症状，个别病人潜伏期可达48h。主要表现头晕、头痛、乏力、恶心、呕吐、食欲减退、咳嗽、胸闷，并有咽干、腹痛及腹泻等。心电图示ST-T改变或肝功能异常，经适当治疗多在1周内恢复。重度中毒除上述临床表现外，还可有昏迷、抽搐、肺水肿、休克、明显心肌损害及明显肝、肾损害等。主要危险期在起病后 1～3d 内，若能度过第 1 周，多能恢复，一般无后遗症。磷化氢吸入中毒时，呼吸道及神经系统的症状发生较快，磷化锌经口急性中毒时，胃肠症状发生较早且较为突出。

二、窒息性气体

窒息性气体是指人吸入后能够直接引起窒息的气体，根据作用机制可分为单纯窒息性气体和化学性窒息气体。单纯窒息性气体本身毒性很低或属惰性气体，但由于它们的存在使空气中氧含量降低，引起肺内氧分压下降，随后动脉血氧分压也降低，导致机体缺氧窒息，如氮气、甲烷、二氧化碳、氩气等。化学性窒息气体指能对血液或组织产生特殊的化学作用，使血液运送氧的能力或组织利用氧的能力发生障碍，引起组织缺氧或细胞内窒息的气体，常见的有一氧化碳、氰化氢和硫化氢等。

（一）一氧化碳

一氧化碳为最常见的窒息性气体，在化学工业中，用煤、重油或天然气制取生产氮肥的原料气，以一氧化碳制取甲醇、丙烯酸、丙烯酸酯、光气、甲酸、草酸、甲酰胺，与金属合成羰基镍、羰基铁等，均有可能发生一氧化碳中毒。用火药或炸药爆破采掘时产生大量一氧化碳，用煤、煤气或焦炭冶炼各种金属、铸造砂箱及炼焦时均可产生大量一氧化碳。

急性一氧化碳中毒症状按程度来划分，轻度主要表现为头痛、头晕、无力、恶心、呕吐、心悸及耳鸣等；中度中毒时上述症状加重，表现为全身疲软无力、意识模糊、嗜睡、大小便失禁，甚至昏迷、皮肤黏膜呈樱红色、呼吸脉搏增快、血压下降、心律失常、抽搐等；重度中毒可并发脑水肿、深度昏迷、去大脑强直、中枢性高热、合并呼吸循环衰竭、中毒性心肌损害、肺水肿、消化道出血、急性肾功能衰竭等。正常人检测碳氧血红蛋白含量可以帮助诊断。中毒以后应及早行高压氧治疗。

急性一氧化碳中毒后常有 3～90d 的假愈期，即患者意识清醒或基本恢复正常，但以后病情再次恶化。

（二）硫化氢

据世界卫生组织资料显示，接触硫化氢的职业有70多种。常见的硫化氢作业有采矿、深井开掘，从矿石（如硫化矿）中提炼铜、镍、钴、铅等，煤的低温焦化、含硫石油的开采和提炼，用水熄灭含硫的热铁渣，人造纤维硫化染料制造，含硫橡胶加热，荧光粉和某些有机磷农药等生产过程。有机或无机化合物分解或腐败场所，如咸菜生产、腌渍池、下水道、污水沟、垃圾堆及粪池等处，均有硫化氢的存在。此外，硫化氢还存在于通风不良的场所，如沉箱、隧道、矿坑、废旧机井等。职业性硫化氢中毒多是因为生产设备损坏，输送硫化氢管道和阀门漏气，违反操作规程以及生产故障等致使硫化氢大量溢出而引起，或受限空间通风不良时进入作业导致。

硫化氢中毒有一定的特殊性，因为硫化氢具有特殊臭鸡蛋气味，无色易燃，低浓度时很容易被人们警惕，高浓度硫化氢的味道超出人的嗅阈，反而使人闻不到气味从而失去警觉性，引起呼吸中枢麻痹，造成"闪电样"死亡。短时间吸入高浓度的硫化氢可引起以中枢神经系统、周围神经系统、眼和呼吸系统损害为主的急性中毒、心肌损害。中毒者会出现昏迷、四肢麻木、眼和皮肤灼伤。长期接触硫化氢可引起慢性中毒，表现为眼及呼吸道慢性炎症，重者角膜糜烂或发生点状角膜炎，甚至发生视力障碍，全身影响可出现神经衰弱综合征、自主神经功能紊乱。

（三）甲烷

甲烷是油田气、天然气和沼气的主要成分，也存在于煤矿废气内。作为原料主要用于制造乙炔、氢气、合成氨、炭黑、硝基甲烷、二硫化碳、一氯甲烷、二氯甲烷、三氯甲烷、四氯化碳和氢氰酸等，并可直接用作燃料。在生产和使用过程中均可接触。

甲烷对人基本无毒，只有在极高浓度时会成为单纯性窒息剂。当空气中甲烷达25%～30%时，出现窒息前症状，头晕、呼吸加快、脉速、乏力、注意力不集中、共济失调、精细动作障碍，甚至是窒息。煤矿的"瓦斯爆炸"是甲烷的最大危害。

（四）氰化氢

氰化氢属剧毒，氢氰酸为无色液体，氰化氢为无色气体，均伴有轻微的苦杏仁气味。在短时间内吸入高浓度氰化氢，可无任何先兆症状而突然晕倒，呼吸骤停导致"电击样"死亡。氰化物的代谢途径主要是通过 SCN– 的生成而排出体外。接触氰化氢的常见作业有电镀、金属表面渗碳，以及摄影，从矿石中提炼贵重金属（金、银），化学工业中制造各种树脂单体，如丙烯酸酯、甲基丙烯酸酯和乙二胺及其他腈类的原料。

氰化氢中毒主要是会引起机体组织内窒息。急性中毒的病情进展迅速，无明显潜伏期，病情危重。吸入高浓度氰化氢或口服多量氢氰酸后立即昏迷、呼吸停止，于数分钟内死亡（猝死）。重症而非猝死病例的早期症状，吸入者有眼和上呼吸道刺激症状，呼出气带杏仁气味；口服者有口腔、咽喉灼热感、流涎、呕吐，呕出物有杏仁气味。并伴有头痛、头晕、胸闷、呼吸加深加快、血压升高、心悸、脉率加快、皮肤及黏膜呈鲜红色。后有胸部压迫感、呼吸困难、意识蒙眬。继而抽搐、昏迷、呼吸减慢、血压下降、发绀、全身肌肉松弛、呼吸停止、脉搏弱而不规则、心跳停止、死亡。静脉血呈鲜红色。轻症者可有头痛、头晕、乏力、胸闷、呼吸困难、心悸、恶心、呕吐等表现。皮肤或眼接触氢氰酸可引起灼伤。

三、有机溶剂

（一）苯

与苯有关的生产作业有很多，如作为有机化学合成的常用原料，制造含苯环的染料、药物、香料、农药、塑料、合成纤维、合成橡胶、炸药等，作为溶剂、萃取剂与稀释剂，用于制作油漆、油墨、树脂、人造革、黏胶等，制造苯的工业如焦炉气、煤焦油的分馏、石油裂化重整与乙炔合成苯。工业汽油、甲苯中含苯可达 10% 以上。

短期内吸入高浓度的苯蒸气可引起急性苯中毒，出现头晕、头痛、恶心、呕吐、兴奋、步态蹒跚等酒醉样状态，可伴有黏膜刺激症状。严重者可出现烦躁不安、意识模糊、昏迷、抽搐、血压下降，甚至呼吸和循环衰竭。呼气苯、血苯、尿酚增高，可作为苯接触指标。

长期慢性接触可经呼吸道或皮肤吸收，导致慢性中毒，常出现头晕、头痛、乏力、失眠、记忆力减退等症状。白细胞可有一过性增多，但发现时常表现为白细胞减少，接触者易感冒，较重时可有粒细胞减少，并有易感染和（或）出血倾向。严重时导致全血细胞减少症、再生障碍性贫血、骨髓增生异常综合征、白血病。苯中毒还可导致心肌和肝脏损害。

（二）正己烷

正己烷用作提取脂肪、食用油的溶剂，制造胶水、清漆、黏合剂等。长期接触正己烷会出现肢体远端麻木、疼痛，下肢沉重感，可伴有手足发凉多汗，食欲减退、体重减轻、头昏、头痛等，神经—肌电图显示神经源性损害，严重者可出现肌力下降，四肢远端肌肉明显萎缩，并影响运动功能。

急性正己烷中毒时，应立即脱离接触，移至空气畅通之处，用肥皂水清洗皮肤污染物，并作对症处理。慢性正己烷中毒应住院治疗，轻度中毒者痊愈后可重返原工作岗位，中度及重度患者治愈后不宜再从事接触正己烷及其他接触神经毒性化学物的工作。

（三）汽油

汽油主要用作燃料，也用于橡胶、制鞋、制革、印刷、油漆、洗染、颜料等行业，并可作为清洗金属零件的去污剂等。

急性吸入较高浓度汽油蒸汽后，可出现头晕、头痛、四肢无力、心悸、恶心、呕吐、视物模糊、复视、酩酊感、易激动、步态不稳，眼睑、舌、手指微震颤，共济失调等；严重者有谵妄、昏迷、抽搐等。部分患者可有惊恐不安、欣慰感、幻觉、哭笑无常等精神症状。还可引起流泪、流涕、咳嗽、眼结膜充血等眼和上呼吸道刺激症状，少数可发生化学性肺炎。吸入极高浓度可迅速引起意识丧失、反射性呼吸停止。

慢性汽油中毒表现为神经衰弱综合征和自主神经功能紊乱，并有眼睑、舌、手指震颤。部分患者可有癔症样发作和周围神经病，神经—肌电图检查显示神经源性损害。严重的慢性中毒可出现精神症状及类似精神分裂症状。

（四）四氯化碳

主要用于制造二氯二氟甲烷和三氯氟甲烷，也用作漆、脂肪、橡胶、硫黄、树脂等的溶剂，香料的浸出剂，灭火剂，熏蒸剂，分析试剂，制造氯仿和其他药物等。

少量接触四氯化碳后会出现一过性的头晕、头痛、乏力，伴有眼、上呼吸道黏膜等刺激症状。轻度中毒除头晕、头痛、乏力或眼、上呼吸道黏膜等刺激症状外，可有步态蹒跚或轻度意识障碍、肝脏增大、压痛和轻度肝功能异常、蛋白尿，或血尿和管型尿。重度中毒可有昏迷、重度中毒性肝病、重度中毒性肾病表现。

四氯化碳中毒时立即脱离现场，按一般急救常规处理，早期给氧。中毒者应卧床休息，密切观察，给予高热量、高维生素及低脂饮食。轻度中毒者治愈后可恢复原工作。重度中毒者治愈后视疾病恢复情况，酌情安排不接触毒物的工作。

（五）三氯乙烯

三氯乙烯主要用于金属表面去污、干洗衣物、植物和矿物油提取、制备药物、有机合成，以及溶解油脂、橡胶、树脂和生物碱、蜡等。

急性三氯乙烯中毒多由事故引起，发病迅速。职业接触高浓度三氯乙烯蒸气或液体，可引起以神经系统改变为主的全身性疾病，心、肝、肾等脏器亦可累及。中枢神经系统一般先兴奋后抑制，但主要还是抑制作用。在极高浓度下患者常迅速昏迷而不出现前驱症状。轻度中毒可出现头晕、头痛等症状，有欣快感、易激动、步态不稳、嗜睡、朦胧状态或短暂的浅昏迷、呕吐。重度中毒可出现昏迷或以三叉神经为主的颅神经损害，或明显的心、肝、肾单一的或多脏器损害。三氯乙烯中毒还可出现药疹样皮炎，主要皮损特点为斑丘疹、多形性红斑、疱疹、水疱、剥脱性皮炎，皮损可单一或同时存在。

（六）氯乙烯

氯乙烯是高分子化工的重要的单体，可由乙烯或乙炔制得，与空气混合形成爆炸物，爆炸极限为 3.6% ～ 33%（体积），在加压下更易爆炸，贮运时必须注意容器的密闭及氮封，并应添加少量阻聚剂。有害燃烧产物为一氧化碳、二氧化碳、氯化氢。氯乙烯主要用以制造聚氯乙烯，也可与乙酸乙烯酯、丁二烯等共聚，还可用作染料及香料的萃取剂。制造聚氯乙烯生产的过程中，以离心、干燥、清洗等工序或抢修聚合釜时，接触氯乙烯单体量最多。

氯乙烯可经皮肤吸收或吸入中毒，刺激反应表现为一过性上呼吸道黏膜刺激症状，眼结膜充血、咽部充血、轻咳等，肺部无阳性体征，亦无麻醉状。亚急性和慢性毒性，急性毒性表现为麻醉作用；长期接触可引起氯乙烯病。急性中毒主要表现为对中枢神经系统的麻醉作用，轻度中毒呈麻醉前期症状，病人出现眩晕、头痛、无力、恶心、胸闷、嗜睡、步态蹒跚等，重度中毒出现意识障碍，甚至发生昏迷、抽搐、躁动、血压下降等，可因呼吸、循环衰竭而死亡；皮肤接触氯乙烯液体可致红斑、水肿或坏死。慢性中毒表现为神经衰弱综合征、肝肿大、肝功能异常、消化功能障碍、雷诺氏现象及肢端溶骨症。皮肤可出现干燥、皲裂、脱屑、湿疹等。值得注意的是，氯乙烯为致癌物，长期皮肤接触或吸入可致肝血管肉瘤。

（七）甲醇

甲醇是一种无色、透明、高度挥发、略带酒精气味的易燃液体，属中等毒性的物质。甲醇作为溶剂，用于塑料、油漆、印染、干洗，也广泛用于农业、医药、化妆品工业和制造甲醛、甲基丙烯盐酸、甲胺、甲基卤化物和乙二醇等，可作防冻剂、脱水剂、杀真菌剂、燃料及制造甲基叔丁基醚的中间体。

甲醇可经呼吸道、消化道和皮肤吸收。进入胃肠道的吸收高峰时间在 30 ～ 60min。吸收后的甲醇迅速分布到机体组织，肝、肾和胃肠道中含量最高，玻璃体和视神经的含量也较高，脑、肌肉和脂肪组织中较低。甲醇在人体中主要经肝脏代谢成甲醛、甲酸，最后氧化成二氧化碳和水。甲醇的毒性与其代谢产物甲醛和甲酸的蓄积量有关。

少量接触甲醇后，出现头痛、头晕、乏力、视物模糊等症状和眼、上呼吸道黏膜刺激症状，并于脱离接触后短时间内恢复。急性甲醇中毒的主要临床表现是中枢神经系统损害、眼部损害和代谢性酸中毒。眼部损害时，最初会感觉眼前黑影、闪光感、视物模糊、眼球疼痛、畏光、复视等；严重者视力急剧下降，可致持久性双目失明。眼部检查可见瞳孔扩大或缩小，对光反射迟钝或消失，视乳头水肿，视网膜充血、出血、水肿，晚期可见视神经萎缩。代谢性酸中毒，严重者发绀，呼吸深快。不典型的症状还包括消化系统症状（恶心、呕吐、上腹痛，肝功能损害等），偶伴有心脏、肾功能损害等。双侧外囊壳核出血性坏死、白质水肿为急性甲醇中毒性脑病的 CT 及 MR 主要表现，少数有外囊壳核出血表现，视神经筛板板层内段早期表现为水肿、晚期表现为视神经萎缩。

（八）乙腈

乙腈是通过加热乙酰胺和冰醋酸混合液而制备，是重要的工业溶剂，用作有机合成（如苯乙酮、1－萘醋酸、硫胺素等）的介质，脂肪酸萃取剂、酒精变性剂等。生产过程中可因接触其液体或蒸气而引起中毒。

乙腈的中毒表现为上呼吸道刺激症状，可出现恶心、呕吐、腹痛、腹泻、胸闷、胸痛、疲倦、乏力等症状，严重时也会出现呼吸抑制、血压下降、昏迷、抽搐等症状，但起病较缓，潜伏期多在 4h 以上；中毒时脉搏、心率减慢，呼吸亦较慢，面色多苍白，常引起蛋白尿等肾脏损伤表现。

（九）丙烯腈

丙烯腈又名乙烯基氰和氰（代）乙烯，为无色易燃液体，剧毒，带桃仁特殊气味，皮肤接触危害较大，抑制呼吸酶。其蒸汽与空气混合形成爆炸物，遇明火、高热可引起燃烧爆炸，能从小范围扩散到非常远的地方。在丙烯腈合成、制造腈纶纤维、丁腈橡胶、ABS 工程塑料及某些合成树脂的生产中可接触。

轻度中毒有头痛、头昏、乏力、咽干、结膜及鼻咽部充血，上腹部不适、恶心、呕吐、手足麻木、胸闷、呼吸困难、腱反射亢进。嗜睡状态或意识模糊，可有血清转氨酶升高、心电图或心肌酶谱异常。重度中毒还有癫痫大发作样抽搐、昏迷、肺水肿等。

（十）二甲基甲酰胺

二甲基甲酰胺主要用作萃取乙炔和制造聚丙烯腈纤维的溶剂，亦用于有机合成、染料、制药、石油提炼和树脂等工业。急性中毒常是吸入和皮肤吸收并存，且以皮肤吸收为主。其他中毒情况比较少见，但有口服及将本品灌肠作为治疗溃疡性结肠炎的药物而引起严重中毒的病例。

二甲基甲酰胺中毒对肝功能损害明显，可对胃黏膜造成刺激或腐蚀。临床上可表现为食欲减退、恶心呕吐、上腹及脐周疼痛，呈阵发性绞痛，进食后加重，并有腹胀、便秘或腹泻等。腹部体征可有腹部压痛、肝肿大、肝区叩痛、黄疸等。实验室检查可有转氨酶轻中度升高、胆红素轻度升高，胃镜检查可有不同程度的黏膜损害，B超检查可有肝脏肿大等表现。

二甲基甲酰胺可引起急性中毒性肾病，可有肾区叩痛。实验室检查尿蛋白阳性，甚至尿潜血及尿胆原阳性等。经呼吸道吸收可有不同程度的呼吸道刺激症状，如咽部充血、咳嗽等，严重的可引起中毒性肺炎、肺水肿。可表现为轻度心律失常，心电图可表现为一过性的窦性心动过缓、窦性心动过速、窦性心律不齐、不完全性右束支传导阻滞等。中枢神经系统可以表现为头晕、头痛、记忆力减退、嗜睡、出汗、烦躁不安等。急性二甲基甲酰胺中毒可引起血清中雌激素水平增高，可引起皮肤发白、肿胀、脱皮、灼痛、麻木等。

（十一）氯丙烯

氯丙烯是一种重要的有机化工中间产品，与次氯酸反应再经碱处理生成环氧氯丙烷。氯丙烯自从20世纪40年代合成以来，在有机合成、医药、农药、合成树脂等工业被广泛应用。

氯丙烯对神经系统、皮肤黏膜、肝、肾、呼吸和心血管方面都有影响。氯丙烯引起的中毒性神经病，主要表现为对称性远端型运动及感觉障碍、四肢酸痛、腿软无力、远端感觉呈手套袜套样分布、跟腱反射减退或消失、肌力减弱，严重患者可见肌萎缩。

四、金属、类金属及其化合物

（一）铅

工业用铅中约 40% 为金属铅，35% 为铅化合物，25% 为合金铅。常见行业有铅矿开采、烧结和精炼，含铅金属和合金熔炼，蓄电池制造，印刷业铸字，电缆包铅，自来水管道、食品罐头及电工仪表元件焊接，制造火车、汽车的轴承（挂瓦），制造 X 线和原子辐射防护材料，无线电元件喷铅，修、拆旧船、桥梁时的焊割，部分油漆、染料、防锈漆、玻璃、陶瓷等。目前危害最重的行业是蓄电池制造、铅熔炼及拆旧船熔割。

职业性场所的铅以蒸气和烟尘形式逸散，经呼吸道吸收，如果不注意洗手，可有小部分经过消化道吸收进入血液，分布于组织。血液中的铅部分通过肾脏由尿液排出体外，部分从大便排出，部分储存在骨骼里。人体内的铅 95% 以上都以不溶盐的形式沉积在骨骼中，很难再回到血液中，骨骼中的铅半衰期约为 20～30 年。血液中的铅主要与红细胞内的血红蛋白紧密结合，半衰期约为 3～5 周，平均大约为 1 个月，血铅水平代表近一段时间内人体铅吸收的情况，如果生活环境和生活习惯不发生改变，血铅通常会稳定在某个水平。

职业性铅中毒常为慢性铅中毒。短期内大量接触铅 1～2 个月即可中毒，属亚急性铅中毒。长期慢性接触铅，早期常感乏力、口内金属味，肌肉关节酸痛等，随后出现神经衰弱综合征、食欲不振、腹部隐痛、便秘等，少数中毒者牙龈边缘可有蓝黑色铅线，随时间增加和病情进展，可累及多个系统。可有肌运动无力、外周痛觉减退、肢体麻木、蚁走感等多发性神经病表现，严重时可出现肌肉麻痹（手指和手腕成下垂样），还可表现为精神障碍、噩梦、剧烈头痛、癫痫样发作及意识障碍等脑损害症状。消化系统可表现有恶心、腹胀、腹痛、便秘或腹泻，严重时表现为急腹症突然发作，脐周疼痛剧烈难忍，面色苍白，全身出冷汗。易被误诊为急性阑尾炎、急性肠梗阻，一般止痛药不易缓解。造血系统可表现为贫血，多为低色素正常红细胞性贫血，可有轻度溶血的表现。女性表现为月经异常、流产或早产。

作业工人应加强个人防护措施，不在车间内饮食、吸烟，不将工作服带回家，以免污染家庭环境。下班后洗澡，就餐前洗手。定期进行职业健康查体。可用无毒或低毒物质代替含铅原料，控制熔铅温度，设置局部通风和排风净化装置，定期监测工作场所铅浓度。

（二）汞

汞的存在形式有汞蒸气、二价汞盐（如氯化汞—升汞）、一价汞化合物（氯化亚汞—甘汞）、甲基汞等。接触机会包括汞矿开采与汞冶炼、制造，维修汞温度计、血压计、流量仪、液面计等，制造荧光灯、紫外线灯，化学工业作为生产汞化合物的原料、催化剂等。职业接触主要是通过呼吸道吸入工作环境空气中的汞蒸气。

短期内经呼吸道吸收大量汞蒸气可导致急性汞中毒，表现为急性变态反应性支气管炎、肺炎等，可有胸闷、咳嗽，发热等，2～7d后可出现急性肾功能不全的表现，如尿少、尿闭、蛋白尿、管型尿等。脑病可以表现出烦躁、易怒、情绪不稳定等，甚至可以表现小脑病变癫痫样大发作或类似精神分裂症样改变。长期慢性接触低剂量汞蒸汽，可出现慢性汞中毒的表现，最先出现神经衰弱症状，病情进一步发展，出现三大典型表现：易兴奋、震颤、口腔炎。皮肤接触汞，尤其是破溃的皮肤，常表现为急性接触性皮炎，接触部位出现瘙痒或烧灼感，继而出现局部或全身皮肤红色斑疹、丘疹、斑丘疹，严重者可发生剥脱性皮炎。

在从事生产中尽量用其他无毒或低毒物代替汞，如用乙醇、石油、甲苯取代仪表中的汞，用热电阻温度计取代汞温度计；用冷汞法取代热汞法进行生产以降低汞的蒸发；敞开容器的汞液面可用甘油或5%硫化钠液等覆盖，防止汞蒸发；加强个人防护，不在车间内饮食、吸烟，不将工作服带出车间，工作后洗手等。神经系统、肾脏、口腔疾病者，怀孕与哺乳期女工都属于职业禁忌，青年未婚女工也不宜接触汞。

（三）锰

锰矿石在采掘、运输和加工过程中，可接触锰尘；冶金工业用锰铁脱除氧和硫以增加钢的硬度；二氧化锰可用于干电池制造，焊条的焊剂，玻璃脱色剂，橡胶工业。慢性锰中毒主要发生于锰矿开采和粉碎、冶炼、干电池、电焊条生产和电焊作业工人。

慢性锰中毒早期主要表现为神经衰弱综合征和自主神经功能紊乱，如头晕、头痛、容易疲乏、睡眠障碍、健忘、肢体疼痛、下肢无力和沉重感、多汗、心悸；继续发展可出现锥体外系受损的帕金森氏综合征，表现四肢肌张力增高，伴有静止性震颤，可引发出齿轮样强直，并可出现对指或轮替试验不灵活、不准确，闭目难立征阳性，言语障碍，或步态异常、后退困难等运动障碍。可有中毒性精神病，如显著的精神情绪改变，感情淡漠、反应迟钝、不自主哭笑、强迫观念、冲动行为等。

（四）铊

铊用于制造合金及铊化合物，硫酸铊主要用作杀鼠剂和杀虫剂，溴化铊和碘化铊是制造红外线滤色玻璃的原料，铊的氧化物和硫化物可制光电管，铊汞齐用于制造低温温度计。在铊提取或回收，以及产品生产过程中会直接或间接接触铊。铊广泛分布于各种金属矿中，如黄铁矿和铅、铜、锌等硫化矿，以及在开采和冶炼过程中产生的废水中。如果没有对铊回收处理，可致铊在环境中富集和生物甲基化，经过食物进入人体造成中毒。

职业活动中，短期内吸入较大量含铊烟尘、蒸汽或可溶性铊盐，会引起以神经系统损害为主要表现的全身性疾病。铊中毒早期临床表现主要为恶心、呕吐、腹部绞痛或隐痛、腹泻等，严重者有肠道出血，继而出现四肢，特别是下肢酸、麻，足趾、足底、足跟疼痛，轻触皮肤即疼痛难忍，以致不能站立与行走。病情进展表现为肢体瘫痪、肌肉萎缩。铊中毒时脑神经常受累，如视力减退、眼肌麻痹、周围性面瘫。当中枢神经系统受损时，轻者头痛、睡眠障碍、情绪不稳，重者可出现嗜睡、谵语、抽搐、昏迷，或精神失常等，中毒者多因呼吸循环功能衰竭而死亡。

脱发是铊中毒的特殊表现（症状），常于急性中毒后 1～3 周出现，头发成束脱落，表现为斑秃或全秃，严重者胡须、腋毛、阴毛和眉毛可全部脱落，一般脱后在第 4 周开始再生，至 3 个月完全恢复。此外，皮肤干燥、脱屑，可出现皮疹、痤疮、皮肤色素沉着、手掌及足跖部角化过度，指甲和趾甲于第 4 周可出现白色横纹。部分患者可有肝、肾、心肌损害的临床表现。

皮肤接触也会造成轻度铊中毒，应尽量避免皮肤接触。一般情况下并不容易接触到铊，但铊化合物广泛应用于工业生产中。生产鞭炮（花炮）的原料中往往也含有铊，其副产品氯化钠（非食用盐）同样被污染，当食用这种非食用盐可引起中毒。禁止在工作中进食、吸烟，应戴防护口罩或防毒面具、手套，穿防护服，工作后进行淋浴。

（五）镉

镉大量用于钢构件的电镀防蚀层、镍镉电池、银镉电池、光电池、钎焊合金、易熔合金，以及其他镉合金、镉化合物的制造，银铟镉合金用作原子反应堆的控制棒。镉化合物用于制造颜料、塑料稳定剂、荧光粉等。接触镉的工业有镉冶炼、喷镀、焊接和浇铸轴承表面，核反应堆镉棒或覆盖镉的石墨棒作为中子吸收剂，镉蓄电池和其他镉化合物制造等。

镉中毒主要是吸入镉烟尘或镉化合物粉尘引起。急性中毒早期表现为咽痛、咳嗽、胸闷、气短、头晕、恶心、全身酸痛、无力、发热等，严重时可出现中毒性肺水肿或化学性肺炎，呼吸困难，咯大量泡沫血色痰，可因急性呼吸衰竭而危及生命。慢性中毒引起肺纤维化和肾脏病变，早期肾脏损害表现为尿中出现低分子蛋白，还可出现葡萄糖尿、高氨基酸尿和高磷酸尿；晚期可出现慢性肾功能衰竭。常伴有牙齿颈部黄斑、嗅觉减退或丧失、鼻黏膜溃疡和萎缩，其他尚有食欲减退、恶心、体重减轻和高血压等表现。长期接触镉会导致肺癌发病率增高。严重慢性镉中毒患者的晚期可出现骨骼损害。

（六）铬

工业常用六价铬和三价铬化合物，如氧化铬、三氧化铬、铬酸、氯化铬、铬酸钠、铬酸钾、重铬酸钾和重铬酸钠。铬用于生产染料、印染和鞣革，也用作木材防腐剂、农药杀霉菌剂、阻冻剂、杀藻类剂，瓷器和玻璃制造、照相雕刻和蓝晒，制造优质合金和钢材。此外，铬矿石冶炼工可接触铬，电镀工可接触铬酸雾，环境中铬还可由燃烧煤和原油而来。

急性中毒常因误服可溶性铬酸盐所致，口服重铬酸钾后可出现恶心、呕吐、腹痛、腹泻、胃肠道渗血。严重者出现烦躁不安、脉搏加快、呼吸急促、发绀、血压下降，甚至休克。吸入铬酸会引起呼吸道损伤，表现为咳嗽、胸闷等症状，皮肤接触引起类似鸟眼状皮肤溃疡。铬中毒会引起肾小管损伤，导致肾功能不全，出现蛋白尿。慢性中毒由长期接触铬盐的粉尘或铬酸雾所致，主要引起皮肤和黏膜损害，典型的皮肤溃疡称铬疮。铬酐、铬酸、铬酸盐及重铬酸盐等六价铬化合物引起的鼻部损害称为铬鼻病。铬鼻病患者可有流涕、鼻塞、鼻衄、鼻干燥、鼻灼痛、嗅觉减退等症状，及鼻黏膜充血、肿胀、干燥或萎缩等体征。鼻部体征为鼻中隔黏膜糜烂，少数情况下为鼻甲黏膜糜烂，严重时会导致鼻中隔黏膜溃疡甚至鼻中隔软骨部穿孔。

（七）砷及砷化氢

焙烧含砷矿石，其烟气及矿渣中含大量白砷，可用于制备纯砷；砷与铅、铜等金属制造合金以增加其硬度、耐热耐磨性及抗蚀性，可制造汽车散热器和轴承、蓄电池隔板、电缆套管、原子弹外壳等；纯砷用以制备砷化镓、砷化铟等半导体材料，生产中发生泄漏时可生成三氧化二砷引起中毒；医药及农药制造，如抗梅毒药、抗癌药、枯痔散、砷酸盐、亚砷酸盐、五氧化二砷、巴黎绿（醋酸铜和偏砷酸的复合盐）；砷化物还用作木材防腐剂、防锈剂、除草剂（如砷酸钠）或颜料（雄黄、雌黄、砷绿等）、玻璃工业的氧化脱色剂（白砷）。砷化氢用于有机合成、军用毒气、科研或某些特殊实验中，生产过程中的副反应产物或环境中自然形成的污染物中，只要有砷和新生态氢同时存在，就能产生砷化氢。夹杂砷的金属与酸作用，含砷矿石冶炼、储存、接触潮湿空气，或用水浇含砷矿石的热炉渣均可形成砷化氢。

职业接触常经过呼吸道吸收，长期慢性接触可出现皮肤角化过度，尤在掌跖部位出现疣状过度角化；躯干部及四肢出现弥漫的黑色或棕褐色的色素沉着和色素脱失斑；可伴有肝脏损伤和周围神经病。严重时会出现肢体运动障碍或肢体瘫痪，甚至患皮肤癌。短期呼吸道吸入或消化道吸收可出现急性砷中毒，如果剂量较少，会有乏力、头晕、头痛、恶心等症状，脱离接触后症状较快消失。吸收量较大时常有畏寒、发热、头痛、乏力、腰背部酸痛，且出现酱油色尿、巩膜皮肤黄染等急性中毒性溶血性贫血，可继发轻度中毒性肾病。严重者发病急剧，可出现寒战、发热、明显腰背酸痛或腹痛，尿呈深酱色，少尿或无尿，巩膜皮肤明显黄染，皮肤呈古铜色或紫黑色重度中毒性溶血性贫血，可有发绀、意识障碍，可继发中度至重度中毒性肾病。

砷化氢中毒主要表现为不同程度的急性溶血和肾脏损害。中毒程度与吸入砷化氢的浓度密切相关。潜伏期愈短则临床表现也愈严重。轻度中毒有头晕、头痛、乏力、恶心、呕吐、腹痛、关节及腰部酸痛，皮肤及巩膜轻度黄染。血红细胞及血红蛋白降低。尿呈酱油色，隐血阳性，蛋白阳性，有红、白细胞。血尿素氮增高。可伴有肝脏损害。重度中毒发病急剧，有寒战、高热、昏迷、谵妄、抽搐、发绀、巩膜及全身重度黄染。少尿或无尿。贫血加重，网织红细胞明显增多。尿呈深酱色，尿隐血强阳性。血尿素氮明显增高，出现急性肾功能衰竭，并伴有肝脏损害。

五、农药

（一）氨基甲酸酯类农药

氨基甲酸酯类农药包括涕灭威、西维因、速灭威、害扑威、叶蝉散、混灭威、扑杀威、灭多威等。职业接触主要发生在农药生产制造过程中，特别是包装工；农业生产性中毒多因使用时防护不当，氨基甲酸酯类农药多与其他农药混配使用。

急性接触氨基甲酸酯后，表现为较轻的毒蕈碱样和中枢神经系统症状，如头晕、头痛、乏力、视物模糊、恶心、呕吐、流涎、多汗、瞳孔缩小等，可伴有肌束震颤等烟碱样症状，一般在 24h 以内恢复正常。全血胆碱酯酶活性往往在 70% 以下。重度中毒除上述症状加重外，可有肺水肿、昏迷、脑水肿表现，全血胆碱酯酶活性一般在 30% 以下。

（二）有机磷农药

短时间内接触较大量有机磷杀虫剂后，可在 24h 内出现较明显的毒蕈碱样自主神经和中枢神经系统症状，如头晕、头痛、乏力、恶心、呕吐、多汗、胸闷、视物模糊、瞳孔缩小等。中度中毒出现肌束震颤等烟碱样表现。重度中毒除上述胆碱能兴奋或危险的表现外，还会出现肺水肿、昏迷、呼吸衰竭、脑水肿。全血或红细胞胆碱酯酶活性可辅助诊断。

在急性中毒后 1～4d，患者胆碱能危象基本消失且意识清晰，出现肌无力为主的临床表现，称为中间期肌无力综合征。严重者出现呼吸肌麻痹、窒息。急性中毒和中度中毒后 2～4 周，胆碱能症状消失，有的病人可出现迟发性多发神经病，表现四肢麻木和瘫痪。有的有机磷中毒患者可以出现心肌损害。

（三）除草剂

近年除草剂的应用日益增加，发达国家的农药以除草剂用量最大。我国除草剂中毒以百草枯、敌草快为多，且以生活性中毒为主，近几年职业中毒开始有所增加。百草枯又名"克无踪"，与敌草快均属为无机杂环类除草剂。生产和使用中可经呼吸道和皮肤吸收进入人体。

百草枯溶液对皮肤、黏膜有明显的刺激作用，皮肤接触后可以引起红斑、水疱、溃疡，经口中毒出现口腔食道糜烂，严重者有消化道溃疡，可有恶心、呕吐、腹痛、腹泻、便血等，数天后可以引起肝脏损害。呼吸系统病变多在 24h 内出现咳嗽、咳痰、呼吸困难、发绀、肺部啰音，1～3d 内出现急性呼吸窘迫综合征而死亡。抢救存活的病人常有继发性肺部纤维化，最终导致呼吸衰竭。昏迷的患者可有头晕、头痛、抽搐、幻觉等表现。

（四）拟除虫菊酯类杀虫剂

除虫菊是一种天然杀虫剂，人工合成的拟除虫菊酯类杀虫药有溴氰菊酯（敌杀死）、戊氰菊酯（速灭杀丁）、氯氰菊酯、二氯苯醚酯等。对哺乳类动物的毒性主要作用于中枢神经系统的锥体外系、小脑、脊髓和周围神经。

皮肤接触后，面部、手部等暴露部位迅速出现烧灼、刺痒、麻木等感觉，且有粟粒样红色丘疹，甚至大水疱。部分患者有喷嚏、流泪等眼和鼻黏膜刺激症状。经口中毒有恶心、呕吐、上腹部灼痛。皮疹多在停止接触 24h 后消失，大水疱多需 3 d 以上自愈。全身表现有头晕、头痛、恶心、呕吐、食欲不振、精神萎靡、全身乏力、心悸、视物模糊。较严重者有嗜睡、流涎、四肢肌肉震颤、心律失常和肺部干啰音。重度中毒患者可出现发绀、昏迷、抽搐、角弓反张、呼吸困难、肺水肿等。

第三节　物理因素

一、高温

高温作业是指有高气温或有强烈的热辐射或伴有高气湿（相对湿度 ≥ 80%RH）相结合的异常作业条件、湿球黑球温度指数（WBGT 指数）超过规定限值的作业，包括高温天气作业和工作场所高温作业。高温天气是指地市级以上气象主管部门所属气象台站向公众发布的日最高气温在 35℃ 以上的天气。工作场所高温作业是指工作场所存在高气温，或高气温合并高气湿，或有强辐射的不良气象条件，一般指工作地点平均 WBGT 指数 ≥ 25℃ 的作业。高温作业可分为 3 种，即高温强辐射作业、高温高湿作业及夏季露天作业。高温强辐射作业，如冶金工业的炼焦、炼铁、炼钢、轧钢车间，机械制造工业的铸造、锻造、热处理车间，陶瓷、玻璃、搪瓷、砖瓦等工业的炉窑车间，火力发电厂和轮船上的锅炉等。高温高湿作业场所有印染、缫丝、造纸等工业中液体加热或蒸煮时，潮湿的深矿井内等湿热环境。夏季露天作业中的高温和热辐射主要来源是太阳辐射，如农业、建筑、搬运等劳作。

高温作业可影响人体的生理功能，严重时会发生中暑。高温对人体的生理功能影响包括对体温调节的影响，以及对水盐代谢、循环系统、消化系统、神经内分泌系统、泌尿系统等影响。

高温中暑是高温作业环境下发生的机体散热机制发生障碍，按照发病机理可分为热射病（含日射病）、热痉挛、热衰竭。热射病是因高温引起体温调节中枢功能障碍，热平衡失调会使体内热蓄积，临床以高热、意识障碍、无汗为主要症状，是中暑最严重的一种，病情危重，死亡率高。热痉挛是由于水和电解质的平衡失调所致，临床表现为肌痉挛、有收缩痛，重者痉挛甚剧，神志清醒，体温正常。热衰竭是热引起外周血管扩张和大量失水造成循环血量减少，颅内供血不足而导致发病，临床表现为头昏、头痛、心悸、恶心、呕吐、出汗，继而昏厥，血压短暂下降，一般不引起循环衰竭。按病情轻重可分为先兆中暑、轻症中暑、重症中暑。先兆中暑症状相对较轻，有大量出汗、口渴、全身疲乏、头晕、胸闷、心悸、注意力不集中、动作不协调等症状，体温正常或略有升高。轻症中暑还表现出体温升高超过 38.5℃，面色潮红、胸闷、皮肤灼热，有呼吸及循环衰竭的早期症状，面色苍白、恶心、呕吐、大量出汗、皮肤湿冷、血压下降、脉搏细弱而快等。重症中暑有昏倒或痉挛，皮肤干燥无汗，体温在 40℃以上的表现。

二、噪声

噪声是指人们不喜欢的或不需要的声音，某些情况下音乐也可能被划归噪声。声波是由物体振动、通过介质传入人耳、引起音响感觉的振动波，其振动频率范围为 20Hz～20kHz，低于 20Hz 的为次声波，高于 20kHz 的为超声波。日常接触到的声音大多是由许多频率的声音组合而成的复合音。声波引起大气压的波动，其波动部分称声压，声压与基准声压比值的对数称为声压级，单位为分贝（dB）， dB 是级的单位。人耳对高频声敏感、对低频声不敏感，以等响曲线为基础，设计具有频率计权特性的滤波器，如 A 声级、C 声级，A 声级最接近人耳对声音的感觉特性，普遍用以作为噪声的评价指标。

生产性噪声是在生产过程中产生的声音，其频率和强度没有规律，听起来使人感到厌烦。生产性噪声可按噪声时间分布分为连续声和间断声，连续声包括稳态噪声和非稳态噪声，间断声又称脉冲噪声。声级波动 < 3dB 的噪声为稳态噪声，声级波动 ≥ 3dB 的噪声为非稳态噪声。声音持续时间 ≤ 0.5s、间隔时间 > 1s、声压有效值变化 ≥ 40dB 的噪声为脉冲噪声。根据频率特性，稳态噪声又分为低频、中频和高频噪声。按照噪声的来源，分为机械性噪声、流体动力性噪声和电磁性噪声。机械性噪声是由于机械的撞击、摩擦、转动所产生的噪声，如冲压、切割、打磨机械等发出的声音。流体动力性噪声是气体压力或体积的突然变化或流体流动所产生的声音，如空气压缩或释放（汽笛）发出的声音。电磁性噪声是由于电磁设备内部交变力相互作用而产生的声音，如变压器所发出的声音。

在工业生产中，由于机械的转动、撞击、摩擦，气流的排放，运输车辆的运行，生产信号的发放等情况下均可产生声音。接触噪声的行业和工种主要是机械制造业的剪切、锻造、抛光、喷砂等，采矿业的凿岩、掘进、爆破、破碎等，纺织业的织造、纺纱等，水泥、电力、建材等行业的破碎、研磨、钻孔、打桩等。工业噪声一般声压级较高，属宽频带，中高频噪声占比大。

噪声是严重的职业危害，受影响的职业人群数量巨大。噪声对人体的影响分为特异性和非特异性，或听觉系统和非听觉系统的影响。听觉系统主要表现为听力下降或听力损失，听力下降可为暂时性或永久性。

接触强噪声，出现听力下降、听阈升高，脱离噪声环境，短时间内如几分钟或几小时能完全恢复的称为听觉适应，是正常生理性保护功能；长时间接触强噪声，听力的恢复可能需要十几或几十个小时，称为听觉疲劳。上述现象都是暂时性听阈位移。在听觉疲劳的基础上，如继续长期接触强噪声，听力损失会发展为永久性听阈位移，由功能性改变发展变成器质性退行性病变，称为听力损伤或噪声性耳聋。

噪声性听力损伤早期表现为高频段 3～6kHz 听力下降，以 6kHz 处听力下降最明显。当语言频段（0.5kHz、1kHz、2kHz）听力下降时，开始出现语频听力障碍。国际标准化组织（ISO）听力障碍标准为，0.5kHz、1kHz、2kHz 频段 ≥25dB。职业性噪声聋诊断标准（GBJ49-2014）：纯音测听为感音性耳聋，语频听力损失平均＞25dB，其中轻度耳聋为 26～40dB，中度 41～55dB，重度 ＞56dB。噪声性耳聋发病缓慢，多为两耳对称，自我感觉有耳鸣症状。听力损伤的速度一般在接触噪声的前 15 年进展较快，尤其高频段更明显，以后渐趋平缓，很少发展成全聋。

噪声通过听觉中枢作用于大脑皮质和自主神经系统，引起中枢神经系统一系列反应，有头痛、头晕、耳鸣、心悸、睡眠障碍等神经衰弱综合征，接触高噪声的工人呈躁性神衰症状。对心血管的影响表现为心率加快或减缓、血压增高、心电图检查 ST 段及 T 波呈缺血性变化。噪声也影响内分泌系统，使交感神经活性增强，肾上腺皮质激素分泌增加，尿中儿茶酚胺排出量增加，性腺功能发生变化，表现为性周期紊乱、月经失调、生殖能力下降。对消化系统的影响表现为胃肠功能紊乱，消化能力减弱。对心理精神方面也有影响。

三、非电离辐射

电磁辐射的辐射频谱包括射频辐射（俗称无线电波）、微波、红外线、可见光、紫外线、X 射线及 γ 射线。其中的射频辐射、微波、红外线、可见光、紫外线的波长较长，且频率低、能量低、没有电离作用，称为非电离辐射。X 及 γ 射线波长短，频率高，具有电离作用，称为电离辐射。本节主要介绍非电离辐射。

射频辐射及微波是指波长为 1mm～3km，频率为 100kHz～300GHz 的电磁辐射。主要应用于工业感应加热、理疗、无线电通信、广播电视、雷达、微波炉的制造及使用中。在射频电磁场发射源周围存在感应场和辐射场，生产工人的操作岗位主要处在感应场中，其电场、磁场均对人体健康有不良影响。微波及部分波长较短的超短波周围，一般为辐射场，辐射场内电场强度与磁场强度成比例，功率密度（mW/cm²）代表其辐射强度。

射频辐射和微波的生物学作用可分为热作用（功率密度 10W/cm²）和非热作用（功率密度 < 1mW/cm²）。热作用即物体内部先产生热，再向外部扩散，导致的健康损害如眼晶体白内障、睾丸精子生成障碍等。非热作用又称特殊作用，可引起暂时性周围血白细胞总数降低（或升高）、淋巴细胞增加或减少，红细胞减少，中性粒细胞吞噬作用增强或抑制。射频辐射及微波作业人员多处在低、中强度下作业，引起的主要症状有头痛、乏力、记忆力减退、睡眠障碍等神经衰弱综合征，尚有心悸、胸闷、脱发、脱眉或白发、白眉、月经紊乱、性欲减退、目干涩、视物模糊等表现。

红外线主要源于日光，工业熔烧炉、焦炉、高炉、平炉、铁水等热源，强发光体、红外遥感技术、侦察跟踪、星际导航等。健康影响表现为热作用（角膜损伤、晶状体损伤、皮肤灼伤），其所导致的晶状体损伤又称为"玻璃工人白内障"。

可见光是指日光、白炽灯、荧光灯、焊接、热源等，可导致视力疲劳。

紫外线来源于焊接作业、电弧炼钢、水银石英灯、太阳灯杀菌、矿井下紫外线照射等。健康危害主要是导致电光性眼炎（急性角膜结膜炎）、光化学作用（光感性皮炎）、皮肤红斑、致癌（皮肤癌）、雪盲症等，电光性眼炎是电焊工人的常见职业病，发病急，症状多较轻，恢复快。

第四节　电离辐射

电离辐射是能通过直接过程或次级过程引起物质电离的带电粒子、不带电粒子组成的辐射，如 X 射线、γ 射线、α 射线、β 射线、中子、质子等。电离辐射主要源于自然界的宇宙射线及地壳岩石层的铀、钍、镭等，也可来自各种工人辐射源。与职业健康有关的辐射类型主要有 5 种，即 X 射线、γ 射线、α 粒子、β 粒子和中子（n）。

主要存在行业：①核工业系统，如放射性矿物的开采、冶炼和加工，以及核反应堆、核电站；②射线发生器的生产和使用，如加速器、医用和工农业生产使用的 X 射线和 γ 射线辐射源；③放射性核素的加工、生产和使用，如核素化合物、药物合成及其在试验研究及诊疗上的应用；④天然放射性核素伴生或共生矿生产，如磷肥、稀土矿、钨矿等开采和加工；⑤医疗照射。

电离辐射的作用方式主要有外照射、内照射、放射性核素体表沾染及复合照射。职业性放射性疾病有：①外照射急性放射病；②外照射亚急性放射病；③外照射慢性放射病；④内照射放射病；⑤放射性皮肤疾病；⑥放射性肿瘤；⑦放射性骨损伤；⑧放射性甲状腺疾病；⑨放射性性腺疾病；⑩放射复合伤；⑪铀及其化合物中毒；⑫放射性白内障，以及根据《职业性放射性疾病诊断标准（总则）》可以诊断的其他放射性损伤。

外照射急性放射病是指人体一次或短时间受到全身超剂量照射，引起的全身性疾病。临床表现分为：①骨髓型急性放射病，又称造血型急性放射病，基本病变为骨髓造血组织损伤，主要临床表现是白细胞数减少、感染、出血等；②肠型急性放射病，基本病变为胃肠道损伤，临床表现为频繁呕吐、严重腹泻，以及水、电解质代谢紊乱等；③脑型急性放射病，基本病变为脑组织损伤，表现为意识障碍、定向力丧失、共济失调、肌张力增强、抽搐、震颤等中枢神经系统症状。

外照射慢性放射病是指在较长时间内连续或间断受到超剂量照射所引发的全身性疾病。临床表现以造血组织损伤为主，并伴有其他系统症状，外周血细胞不同程度地减少。

已知电离辐射可引起的人类恶性肿瘤有皮肤癌、甲状腺癌、乳腺癌、肺癌和白血病等；其他远后效应有血液系统疾病、胚胎效应、遗传效应等。

放射性效应分为随机性效应和确定性效应（组织反应），其中随机性效应严重程度与受照剂量无关，确定性效应严重程度与受照剂量呈正相关。日常工作中大部分是随机性效应，确定性效应较少。随机性效应以放射性肿瘤为主，确定性效应以放射性白内障多见，偶见放射性皮肤损伤。

（邹建芳　白金　张显鹏）

参考文献

［1］王莹.现代职业医学［M］.北京：人民卫生出版社，1996.

［2］齐国兴.尘肺病学［M］.西安：陕西科学技术出版社，1989.

［3］邬堂春.职业卫生与职业医学［M］.8版.北京：人民卫生出版社，2017.

［4］苏旭，侯长松.放射防护检测与评价［M］.北京：中国原子能出版社，2016.

［5］邹立海.职业危害识别与控制［M］.延吉：延边大学出版社，2018.

［6］Michael D. Larranaga.卫生工程手册：职业环境、健康和安全［M］.陈青松，唐仕川，译.北京：中国环境出版社，2017.

第二章　职业危害评价方法

子曰："工欲善其事，必先利其器。"开展建设项目职业病危害评价时，评价方法的重要性不言而喻。尤其是进行建设项目职业病危害预评价时，评价方法选择是否恰当、使用是否准确，直接关系到评价结论是否真实可靠。本章结合工作实践，介绍了几种较为常用的评价方法。需要特别注意，评价方法的选择应灵活，应综合考虑项目类型、个人的经验和知识储备、时间进度要求等各种因素，选择实用、适用的评价方法。对于同一个项目，不同的评价人员基于实际情况，可以选择若干种不同类型的评价方法进行综合评价。

第一节　检查表法

检查表法是应用较为广泛的评价方法，简便直观、易于掌握，既可用于预评价，也可用于控制效果评价。检查表法的评价结论直观，能够让建设单位快速准确了解存在的问题，也可以帮助监管部门迅速抓住重点，评价单位用好检查表，可以让评价工作事半功倍，减少遗漏和错误。使用检查表法的关键点在于如何设计检查表，以保证覆盖率，不遗漏重点环节。

一、检查表法的思路

评价存在职业危害的工业建设项目合规性，如采取或拟采取的设计、措施（包括管理、工程技术等各方面），是否符合相关法律法规、标准规范的要求，可以将相关的法律法规、标准规范中的具体规定（条款）要求，与采取或拟采取的设计方案、控制措施进行逐项比对，审查其合规情况，得出相应的评价结论。

二、适用范围

选择评价方法应注意其适用范围，检查表法的适用范围主要是那些有条款约束的、需要对其合规性进行评价的内容。需要注意的是，虽然某些内容也是约束性的、需要评价其合规性，但是内容细节不适于采用检查表法。例如，总平面布局中，生产区和生活区的位置关系，可以使用检查表法，因为两者的位置关系是明确的。有的内容虽然法律法规、标准规范中也有规定，但只是一句话，而细节需要展开描述，就不建议采用检查表法，比如用人单位为劳动者个人提供的职业病防护用品必须符合防治职业病的要求需要用专门的篇幅介绍，存在哪些危害因素、应该分别配备哪些个体防护用品、实际上配备或者拟配备哪些个体防护用品，这些内容是检查表不能承载的。简单地说，检查表法适用于那些"有没有""做没做"的指标，而评价"怎么样"之类的指标，检查表法就显得力不从心了。

三、检查表的设计和使用

评价人员应首先了解相关法律法规、标准规范的具体要求，然后根据项目的实际情况，梳理哪些环节需要对照条款要求进行评价，然后设计相应的检查表。需要提醒的是，要对各类法律法规、标准规范有全面准确的理解和认识，注意采纳那些效力更高、现行有效的版本，原则上优先采用国家标准。建议由经验丰富且对拟评价项目比较了解的专业技术人员（最好有相关专业背景）设计检查表。好的检查表，能够较为全面地覆盖相关法律法规、标准规范的要求，满足合规性评价的需要，也要符合拟评价项目的实际情况，不至于出现过多的"不适用"项目，做到"应查尽查"。

使用检查表时，评价人员应当对照检查表和拟评价项目的实际情况，逐项梳理，科学、客观、公正地给出意见，尽量避免或减少出具"基本符合"这样似是而非、模棱两可的意见。预评价中，由于很多工业项目的初步设计对职业病防治方面的描述不够全面，就要求评价人员慎重作出评价结论，对设计资料的缺项内容，要明确指出，并给出意见或建议。有时不能拘泥于设计资料，如拟建项目的职业卫生管理体系方面，虽然设计资料没有详细介绍，甚至根本没有提及，但是项目所依托的母公司有成熟的管理体系，可以覆盖拟建项目。这需要评价人员跳出设计资料的限制，多收集、多了解与拟建项目有关的各种资料。

检查表法用途广泛，对初学者来说，不但简单易学，更是进一步提升个人专业素养和能力的基石，要重视日常积累和学习，从会用开始，逐步学习如何编制检查表，进而成为行家里手。

第二节　类比法

类比法是一种非常重要的评价方法，也是目前建设项目职业病危害预评价工作中最常用的主流评价方法，只要有合适的类比项目、获取可靠的类比资料和数据，就可以为评价提供可靠依据，类比法得出的结论更有说服力。因此，如果有合适的类比项目，类比法一定是最佳选择。

一、类比法思路

通过对与拟建项目相同或类似的项目进行调查、检测，评价类比项目的合规性，进而推测拟建项目的合规性，分析类比项目存在的职业危害因素分布情况，推测拟建项目可能产生或存在哪些职业危害因素及其所采取措施的控制效果，进而给出相应的意见和建议。

二、类比项目选择

类比法所得出的结论，高度依赖所选择的类比项目开展的调查、检测、合规性评价，因此，类比项目的选择十分关键。类比项目的主要内容，如工艺流程、技术路线、主要原辅材料和产品、生产规模等，应与拟建项目具有可比性。类比项目的管理体系要在同行业中具有代表性，或者同拟建项目所依托的母公司具有可比性。

选择类比项目，需要评价机构与建设单位共同参与，尽可能提高可比性。一般情况下，如果建设单位有已经投产的相同或者相近的生产线，拟建项目是在原有基础上的重复或改进（前提是职业病危害因素未发生重大变化），那么用原有的生产线作为类比是最佳的选择，不但类比项目主体的可比性比较好，管理体系的可比性也得到了充分保证。如果建设单位没有合适的生产线作为类比，比如建设单位是新成立的，或者拟建项目与原有生产线完全不同，就需要寻找其他合适的类比项目。这种情况下，评价单位和建设单位要分别发挥自身优势，与本专业同行交流，获取相关信息，选择合适的类比项目。此时，还应征得类比项目建设单位的同意，并且注意保密。

有些情况下，可以通过文献检索的方式在国内外选择类比项目。有的评价机构在期刊上发表文章，介绍具有代表性建设项目的控制效果评价（或现状评价、职业病危害因素调查等），可以用公开检索的信息作为类比项目。国外公开发表的文献、报告也可以作为类比项目的来源，比如美国国家职业安全健康研究院（NIOSH）网站上，可以检索到大量的健康危害报告（Health Hazard Evaluations），其中有针对特定行业开展的调查研究和危害评估，可以作为类比。

如果拟建项目采用全新工艺，没有合适的类比项目，也不能轻易放弃使用类比法，可以将拟建项目进行适当的拆分，对其中某些部分使用类比法进行评价。某些新建项目，最终产品可能是全新的，工艺路线是全新的，但一些公用工程、辅助工程有合适类比项目，甚至核心工艺的某些环节也有相似生产线（原辅材料、产品会有变化）作为类比。例如，某燃料乙醇生产项目，所使用的工艺是全新的发酵技术，原材料是纤维素（来自农作物秸秆等），属于国内首创，也检索不到相似外文文献，此时可以对其进行拆分：供热、蒸馏、污水处理等可以用规模相近的酒精生产线作为类比。

三、类比资料和数据分析

使用类比法的关键，是合适的类比项目和类比资料和数据的可靠性。前者是基础，没有合适的类比项目，就不会有可靠的类比资料和数据，但类比资料和数据的可靠性也很重要。类比资料和数据的来源包括一手信息资料和二手信息资料，一手信息是自行获取的资料和数据，二手信息是他人提供的现成资料和数据。尽管不能判定哪一种资料和数据更好，但二手信息可信性往往存疑。而对于自行获取的一手信息，如果对此工艺并不熟悉，也可能会遗漏关键环节；某些类比项目距离遥远，可能难以进行现场调查和检测。因此，要将两种来源的资料和数据综合使用。如果有条件，也可以参考其他机构的类比项目相关资料，分析关键环节、重点环节，然后有的放矢地进行现场调查和检测。

第三节　经验法和工程分析法

经验法和工程分析法相辅相成，不可分割。所谓经验，就是对特定行业比较熟悉，了解关键环节、关键要素，实际上是工程分析的结果。在预评价中使用工程分析法，本质上也是将已有的经验与拟建项目结合起来的过程。

一、经验法和工程分析法的重要性

经验法和工程分析法并非主流的评价方法，很容易受到评价者知识结构、思维方式的影响，结论的可靠性往往较低，因此，一般只是作为其他评价方法的参考和基础。但是，不能因此否定经验法和工程分析法的重要性，特别是在某些情况下，丰富的工作经验、细致准确的工程分析，可以弥补技术资料和现场调查中的漏洞或不足，这些不足有时不可避免。实际工作中经常会遇到调查不足的情况，如下述案例。

案例一：某木糖醇生产项目职业危害预评价

　　类比企业提交的资料较为简单，主要有原料为玉米芯，工艺包括过滤脱色、离子交换、蒸发浓缩等，蒸汽外购，主要的职业病危害因素包括粉尘（玉米芯破碎）、酸、碱、高温、噪声。根据已有的知识和经验，玉米芯中含有木糖，将木糖转变成木糖醇，必须经过还原过程，因此，该项目中可能有制氢设备。此外，应考虑有污水处理站等辅助工程。在此基础上进行调查，发现该企业有一套甲醇裂解制氢设备和一套污水处理装置。进一步分析，甲醇裂解制氢，第一步反应是甲醇分解为氢气和一氧化碳，然后一氧化碳与水反应（变换反应）产生氢气和二氧化碳。该工艺产生的废水中有机质含量较多，生化需氧量比较高，因此，该企业存在的职业病危害因素还应该增加甲醇、一氧化碳、硫化氢等。

案例二：某生产改性淀粉项目职业危害评价

　　提交的初步设计资料较为简单，对车间的布局设计描述不够细致。通过仔细研究设计资料发现，该企业的改性淀粉产品主要用作制药和食品工业原料。根据工作经验，如果用作制药原料，那么至少包装环节需要在洁净车间内完成，故而在进行评价时，要充分考虑到洁净车间的通风设计。

经验法和工程分析法也是检查表法和类比法的重要基础。实际中的很多情况下，评价者设计出适用且实用的检查表，更依赖经验积累及对项目分析得透彻。

二、如何用好经验法和工程分析法

使用经验法和工程分析法时，评价者应有扎实的知识储备，特别是化学、化工、工程技术方面的实用性知识。有时建设单位提供的资料、文献检索资料可能较为简单，需要根据个人知识储备进行分析，才能全面识别职业病危害因素。例如，某企业生产原料用到四氯化钛，如果不清楚四氯化钛的特性，只看 GBZ 2.1-2019《工作场所有害因素接触限值》，很容易将其忽略。事实上，四氯化钛在空气中极易发生潮解产生氯化氢。再如，某企业原料中有硝酸，在识别职业危害因素时就要考虑到硝酸分解产生氮氧化物的可能性。又如，某企业使用电石法生产乙炔，应考虑到磷化氢、砷化氢等杂质产生的副产物。

经验法和工程分析法受评价者知识结构、思维模式的影响特别大，所以该由不同专业背景的多位评价人员共同参与、群策群力，可以借鉴头脑风暴法，各抒己见、互相补充。

以下几个学习资源可供参考。

1. 国家标准

我国的行业标准和规范有 GBZ/T 280-2017《火力发电企业职业危害预防控制指南》、GBZ/T 231-2010《黑色金属冶炼及压延加工业职业卫生防护技术规范》，遇到相关行业或类似项目时，可将上述国家标准作为评价的重要参考依据。国家卫健委网站的下载地址：http://www.nhc.gov.cn/wjw/pyl/wsbz.shtml.

2. 国际金融公司 EHS 指南

国际金融公司（International Finance Corporation，IFC）通过支持在发展中国家开展项目活动，以取得消除贫困、实现环境和社会可持续发展等积极成果。IFC 制定了《环境、健康与安全指南》，用于指导金融机构和建设单位做好 EHS工作，该指南包括《环境、健康与安全指南：通用指南》和相关行业指南两部分。相关行业指南涉及八大行业门类、60多个具体行业。通用指南和大多数行业指南都有简体中文版，可以在 IFC 网站免费下载。下载地址：https://www.ifc.org/wps/wcm/connect/Topics_Ext_Content/IFC_External_Corporate_Site/Sustainability–At–IFC/Policies–Standards/EHS–Guidelines/.

通用指南对所有行业都可能存在的环境、健康与安全方面的一般性问题进行了描述，分为环境、职业健康与安全、社区健康与安全、项目施工和项目拆除等4章。其中与职业病危害评价关系最为密切的是第二章的"职业健康与安全"、第一章第五节的"危险物质的管理"、第四章第二节的"项目施工和项目拆除的职业健康与安全"。

IFC 强调，通用指南应当与相关行业指南共同使用，后者针对具体行业部门的环境、健康和安全问题。如果遇到复杂项目，可能需要使用针对多个行业的指南。

每一部相关行业指南都包括 3 部分内容：①具体行业的影响与管理：该行业可能产生或存在的环境、健康和安全问题，如何进行管理的建议；②指标与监测：适用于该行业的废弃物排放指标、职业接触限值等职业暴露指标、事故和死亡率等指标；③附件：参考文献和行业活动的一般说明，行业活动的一般说明提供了该行业的生产工艺、原辅材料等基础资料。

通过近些年的实践，这套指南具有如下特点：第一，可操作性强。鉴于世界银行各成员国发展水平的不均衡性，特别是要考虑到发展中国家的实际情况，指南所规定的指标和措施通常是在新设施中采用成本合理的现有技术就能实现的指标和措施。针对同一问题，指南提出了不同的解决方案，相关企业可以根据自己的实际情况，采取符合自己实际情况的措施。第二，关注范围广。一方面是指关注的行业门类分布广泛，不但包含制造业，还包含了基础设施、农林业、服务业等；另一方面是指关注的危害因素种类分布广泛，不但包含了常见的化学性、物理性危害因素，还包含了生物性危害因素、职业紧张等因素。

若使用国际金融公司 EHS 指南使用方法，首先，学习相关行业指南附件，了解该行业的工艺流程、原辅材料等基础知识；其次，学习相关行业指南中列举的各个环节可能产生或存在的危害因素及其危害程度，确定检测、评价的重点环节；第三，结合通用指南，提出有针对性的建议。

案例：某制糖项目职业危害评价

第一步，学习相关行业指南中的《制糖业环境、健康与安全指南》附件，了解到制糖行业的主要工艺流程包括甘蔗的清洗和提取，甜菜的清洗和提取，澄清、蒸发和结晶、精炼等。其中使用的辅料包括石灰乳、活性炭、离子交换树脂等，蒸发时还要用到大量蒸汽。

第二步，学习上述指南正文中的1.2职业健康与安全，该节指出制糖作业特有的职业健康与安全问题包括了身体危害，重复性作业导致的伤害，粉尘和生物危害，热、冷和辐射，噪声和振动。其中，身体危害指的是可能发生的事故风险，最常见的是因地面、楼梯和高台湿滑造成的绊倒和摔倒（如沾水和糖蜜后导致湿滑）、设备使用不正确（如包装和输送设备）、接触工艺设备的锐利边缘（如更换切丝机上磨损的甜菜切丝刀）、运输机皮带事故和爆炸（如糖干燥和储存场所、气体燃料储存场所及锅炉发生爆炸）。重复性作业导致的伤害包括需要工人提举重物、搬运重物和从事重复性作业，并可能因工作姿势导致伤害。

第三步，结合通用指南，其中列举了防尘、防噪声、预防事故等建议，根据项目的实际情况选择有针对性的建议。

第四步，制糖厂的污水处理、废弃物处理等辅助设施，可以参照《水与卫生环境、健康与安全指南》《废弃物管理设施环境、健康与安全指南》，同样参照如上步骤进行分析。

3.NIOSH 健康危害报告

美国国家职业安全健康研究院NIOSH发布了大量涉及不同行业的健康危害报告。据统计，2011~2020年，NIOSH一共发布了267份健康危害报告，行业（单位）包括兽医院、牙科诊所、咖啡加工、金属加工、法医学实验室、急救中心、办公楼、道路施工、美容美发、商业零售、药用大麻种植、电子产品回收、橡胶制品、电子产品回收、船舶维修、混凝土预制、五金加工、污水处理、汽车制造、电池制造等，有传统制造业，也有建筑业、服务业。有一些报告针对的是所有危害因素，详细介绍所调查的行业(单位)存在的各种职业病危害因素及其暴露情况，并进行了风险评估、给出了建议措施。有一些针对的是特定危害因素，比如，某汽车发动机制造厂工人暴露于金属切削液的调查和评估、某钢材加工企业等离子切割工人辐射暴露的调查和评估等。所有这些报告都可在 NIOSH 网站免费下载。下载地址：https://www2a.cdc.gov/hhe/search.asp.

4. 英国健康安全执行局（HSE）行业导则

HSE 行业导则的内容与我国针对特定行业的国家标准相近，目前已经出台了针对 50 多个不同行业的导则，既包括传统制造业，也包括农业、服务业等行业。所有导则都可在 HSE 网站免费下载（下载地址：https://www.hse.gov.uk/guidance/industries.htm.）。

5. 环境影响报告书

环境影响报告书对项目产生的三废情况进行识别分析，也可以作为职业病危害评价的参考资料。有的建设单位会提供本项目的环境影响报告书作为参考资料，也可以在环境主管部门网站查到相同或类似行业的公示版环境影响报告书。例如，山东省生态环境厅的专门网站公示并提供下载：http://sthj.shandong.gov.cn/zwgk/spq/.

6. 国际化学品安全卡

《国际化学品安全卡》（ICSC）是联合国环境规划署（UNEP）、国际劳工组织（ILO）和世界卫生组织（WHO）的合作机构国际化学品安全规划署（IPCS）与欧洲联盟委员会（EU）合作编辑的一套具有国际权威性和指导性的化学品安全信息卡片。卡片扼要介绍了 2000 多种常用危险化学物质的理化性质、接触可能造成的人体危害和中毒症状、如何预防中毒和爆炸等，供工厂、农业、建筑和其他作业场所各类人员和雇主使用。

ICSC 共设有化学品标识、危害/接触类型、急性危害/症状、预防、急救/消防、泄漏处置、包装与标志、应急响应、储存、重要数据、物理性质、环境数据、注解和附加资料 14 个项目。查询地址：http://icsc.brici.ac.cn/index_jianjie.asp.

第四节　检测法

一般将检测作为评价工作的一个环节（如类比检测、控制效果评价中的现场检测），甚至将其作为控制效果评价的一部分，较少将其作为单独的评价方法。事实上，检验检测作为评价方法，也被广泛使用。

一、定性检测

定性检测对于预评价和控制效果评价来说都非常重要，要准确判断生产作业场所存在哪些职业危害因素，就离不开定性检测。例如，某种新工艺、新产品，究竟可能产生哪些危害因素（没有先例或可靠的参考文献），经验法和工程分析法识别的危害因素是否全面，就有必要进行定性检测。再如，某些原料标签和实际成分可能不完全一致，完全依赖标签成分识别危害因素，可能会产生重大遗漏，这种情形在实际工作中经常会遇到。如某印刷油墨企业，标注的溶剂成分是二甲苯，但经过检测，发现其中含有一定量的苯。特别是遇到有机物时，定性检测十分重要。

定性检测与经验法和工程分析法要结合起来使用。通过经验和工程分析，大致确定可能含有哪些成分，然后有针对性地进行定性分析，可以节约人力物力、提高工作效率。

二、定量检测

定量检测的目的是获得工作场所有害因素浓度/强度的数值，也就是暴露水平。无论采用哪种评价方法，暴露水平都是必不可少的。评价项目或类比项目所采取的职业病危害防护措施效果究竟如何，最终要靠检测结果判定。几乎所有风险评估方法中，暴露水平也是必要变量。关于具体检测方法，此处不再赘述。

多数情况下，需要配合使用定性检测和定量检测方法，定性检测可被视为定量检测的基础或前提，通过定性检测，识别出存在的有害因素，进一步筛选出需要通过定量检测给出暴露水平的有害因素。定量检测结果反过来也是对定性检测结果的确认和补充。定性检测与实际暴露情况可能不一致，尤其是暴露途径，可能存在很大差别。例如，对某种物料进行定性检测时，一般是提取一定量物料直接进样，而劳动者实际暴露时，是经呼吸道吸入。定性检测可能识别出一些正常情况下不易暴露的物质，比如那些没有挥发性、很难通过呼吸道吸入的有毒物质，通过定量检测，会发现其在空气中的浓度很低，这可以作为对定性检测结果的补充，提示在进行评估时，应综合考虑其暴露途径，做出合理的判断。

第五节　风险评估法

一、概述

首先应该明确，风险评估与风险评估法是两个不同的概念。风险评估是广义的概念，涵盖了人类活动相关的各个领域。《McGraw-Hill 科学技术百科全书》中对风险（risk）的定义包括 2 个要点：事件产生不良后果的概率，不良后果的严重性。人类活动（事件）都会存在风险，因此，风险评估与管理（risk assessment and management）就显得尤为重要。评估的目的是分析事件导致的不良后果的潜在风险，以及评估风险是否可以承受。管理则是对不可接受的风险进行干预，将事件导致的不良后果控制在可接受的水平。

职业危害评价是风险评估与管理在职业卫生领域的实践。评价过程可以看作是 3 个阶段组成的有机整体：风险识别、风险评估、风险管理。风险识别是对职业危害因素进行识别；风险评估是对职业危害因素的定性和定量分析，以及对采取或拟采取防护措施的效果进行分析；风险管理要提出改进的意见建议，风险管理并不是整个链条的终点，由于风险是动态变化的，风险的识别—评估—管理也是动态的、持续改进的。输出风险管理的各项措施之后，还要继续对其效果进行评估。

职业危害评价工作，实质上是一种特殊类型的风险评估。风险评估与职业危害评价是包含与被包含的关系，而不是相互独立的。检查表法、类比法等评价方法，其实都是风险评估的方法。风险评估和风险管理的概念引入中国的时间较晚，卫生学评价中大量使用的检查表法、类比法等方法，本质上也是风险评估的方法。为了与新引进的方法、模型进行区分，GBZ/T 196–2007《建设项目职业病危害预评价技术导则》首次提出了风险评估法这个概念。下文所指的风险评估法如不加说明，指的就是职业危害评价中使用、除检查表法和类比法等传统方法之外的方法和模型。

二、风险评估法定义

GBZ/T 196 中对风险评估法的定义是：依据工作场所职业病危害因素的种类、理化性质、浓度（强度）、暴露方式、接触人数、接触时间、接触频率、防护措施、毒理学资料、流行病学等相关资料，按一定准则，对建设项目发生职业病危害的可能性和危害程度进行评估，并按照危害程度考虑有关消除或减轻这些风险所需的防护措施，使其降低到可承受水平。

风险评估法可以适用于各种类型的评价，包括职业危害预评价、控制效果评价和现状评价。但在实际工作中，控制效果评价和现状评价很少使用风险评估法。究其原因有：①除 GBZ/T 196 外，其他导则并未明确提出风险评估法；②很长一段时间内，并没有一个普遍接受的风险评估方法或模型，而控制效果评价和现状评价已经有成熟的经验和方法，没有必要舍近求远；③最重要的是，控制效果评价和现状评价要给出明确的合规性结论，以便建设单位和监管部门根据评价结论采取措施，而风险评估法给出的结论是一个分级指标，对建设单位和监管部门并不实用。鉴于此，在控制效果评价和现状评价中，多数评价者不使用风险评估法。

此前，国内只有预评价中使用风险评估法，多是在没有可靠类比情况下的选择。这也是风险评估法的先天"缺陷"：各种模型、方法都是基于特定的场景开发的，不可能面面俱到，给出的是风险等级，不是"合规性"这个建设单位、监管部门最需要的结论。这样的"缺陷"限制了风险评估法的适用范围。

随着技术的不断进步，新工艺新方法新材料层出不穷，将会有更多的建设项目在职业危害预评价时难以找到可靠的类比项目，因此，风险评估法的应用场景显著增加。GBZ/T 298-2017《工作场所化学有害因素职业健康风险评估技术导则》发布后，评价机构也开始在控制效果评价和现状评价中引入风险评估法。

三、风险评估法应用

根据评估所依赖技术资料的特点，风险评估法分为 3 类。

1. 定性风险评估法

定性风险评估法较为简单，不需要任何暴露强度/浓度数据，对没有可靠类比、不能开展现场检测的项目，具有很好的应用价值。其缺陷是没有考虑到暴露强度/浓度，结论受评价人员主观认知的影响较大。

常见的定性风险评估法包括英国健康危害物质控制策略简易法（简称"COSHH Essentials 模型"）、澳大利亚职业健康与安全风险评估管理导则（简称"澳大利亚 UQ 模型"）、罗马尼亚职业病风险评估方法（简称"罗马尼亚 MLSP 模型"）等。

2. 半定量风险评估法

半定量风险评估法引入与暴露有关的数据，其结论的可靠性远远高于定性风险评估法。目前最常用的主要是新加坡化学毒物职业暴露半定量风险评估方法（简称"新加坡 MOM 模型"）。该模型针对化学毒物，以半定量方式判定其危害等级与暴露等级，通过公式计算风险值，然后将风险值划分为 5 个等级，并根据不同的风险等级提出相应的管理措施。由于引入现场调查和 / 或检测数据为依据进行半定量评估，因此，其结论的可靠性高于定性风险评估法。

值得注意的是，该方法并不适用于物理因素和粉尘，也不适用于无可靠类比数据、不能开展现场检测的项目。该方法没有考虑到所采取的防护措施对暴露浓度 / 强度的影响。

3. 定量风险评估法

定量风险评估法的应用场景较为狭窄，这种方法对资料、数据的要求比较高。以目前国内研究较多的美国风险评估指南人体健康风险评估手册 A 部分及 F 部分的吸入风险评估补充指南（简称"美国 EPA 模型"）为例，只能对经呼吸道吸入这一种暴露途径进行评估，只能评估那些经过毒理学研究有明确风险评估参数的化学毒物，且必须获取明确的暴露剂量（绝非简单的暴露浓度）。

一般情况下，预评价中无法使用定量风险评估法。

4. 定性 + 定量风险评估法

国内较多采用国际采矿和金属委员会职业健康风险评估操作指南（简称"ICMM 模型"），不仅适用于化学毒物，也可以用于物理因素和粉尘。对获得暴露浓度 / 强度数据的，可以用定量法进行评估；没有暴露浓度 / 强度数据的，可以用矩阵法进行评估。

GBZ/T 298 也属于定性 + 定量风险评估法，其定性方法改良自英国 COSHH Essentials 模型，定量方法改良自美国 EPA 吸入风险评估模型，半定量方法参考新加坡 MOM 模型，该导则同样存在一些局限性。例如，定量评估只能对经呼吸道吸入这一种暴露途径进行评估，不能评估物理因素的风险，没有考虑到所采取的防护措施对暴露浓度 / 强度的影响。

与定量风险评估法类似，定性 + 定量风险评估法同样不适用于预评价。

四、风险评估法与其他评价方法的协同

成功运用风险评估法的关键是识别准确、资料可靠，在预评价中使用定性风

险评估法时尤为重要。因此，应认真熟练掌握工程分析法和经验法，不遗漏重点信息、不因遗漏重点信息导致评价结论出现较大偏差。

案例：某液化石油气项目职业危害预评价（采用定性风险评估法）

项目概况：工艺路线，利用液化石油气深加工生产甲基叔丁基醚MTBE后的副产物醚后碳四，通过烷基化工艺年产24万t工业异辛烷。整个生产工艺设备均为自动化密闭运行。主要原辅料全部外购，年用量为：醚后碳四24万t、异丁烷6万t、98%硫酸2200t、氢氧化钠248t、甲醇880t。建设单位提供的项目可行性研究报告，不包括甲醇裂解制氢装置，上述甲醇用量是作者参照给出的工艺路线和其他甲醇裂解制氢装置的运行情况推算得出。

1. 吸入风险的定性评价

吸入风险进行定性评价，用来确定职业卫生监测计划，评价现有的控制措施是否到位。呼吸道吸入是化学性危害因素进入人体的最主要途径，化学性危害因素的职业卫生标准都是指空气中的浓度限值，因而对吸入风险的评价在侵入人体的3种途径中最为重要。

1）健康危害分级

F栏：职业接触限值。在选择职业接触限值时，使用中国职业卫生标准制定的职业接触限值（OEL）并转化为ppm；单位转化公式为：ppm=mg/m³×24.45/分子量，其中24.45为空气在常温常压下的摩尔体积（25℃，760mmHg）。我国尚未制定OEL的毒物，参照美国政府工业卫生师协会（ACGIH）制定的阈限值（TLV）。评价时，在F栏填入每个化学物质的8h时间加权平均接触限值，如没有8h时间加权平均接触限值，则填最高容许浓度。OEL和TLV不一致的，按照数值最低的填写。

G栏：健康危害等级。参照表2.1，根据F栏中填入的职业接触限值，得出每个因素的健康危害等级。

表 2.1　化学品健康危害分级

级别	接触限值
4	≤ 10ppm
3	> 10ppm，≤ 100ppm
2	> 100ppm，≤ 1 000ppm
1	> 1 000ppm
0	不适用

　　如果没有职业接触限值，可参考制造商在 MSDS 中所推荐的接触限值。如果前两种均没有，则用其毒理学数据和对人体的健康效应作为替代进行分级（见表2.2、表2.3）。

表 2.2　基于健康效应的健康危害分级

级别	健康效应
4	高毒剧毒化学物质；威胁生命或致残；怀疑或确认的人体致癌物；严重的肺部致敏剂；具有生殖危害；致畸原
3	有不可逆的健康危害；怀疑或确认的动物致癌物；中等肺部致敏剂；对眼睛和皮肤有腐蚀性（酸、碱）
2	严重但可逆的健康危害；肺部刺激物；催泪物质；严重刺激物
1	可逆的健康危害；刺激物
0	健康危害很小且可逆，或者没有已知或怀疑的不良健康效应

表2.3　基于 LD_{50} 的健康危害分级

级别	LD_{50}
4	$LD_{50} \leq 50mg/kg$（白鼠经口）
3	$50 < LD_{50} \leq 500mg/kg$（白鼠经口）
2	$500 < LD_{50} \leq 5000mg/kg$（白鼠经口）
1	$LD_{50} > 5000mg/kg$（白鼠经口）
0	不适用

2）暴露水平分级

暴露水平等级，是指工人对化学品的实际接触程度，与具体生产操作情况密切相关，在分级时相当困难而且有一定的不确定性。人体对某种化学品的实际接触量主要取决于：暴露时间和频率，使用的数量，空气传播的风险，释放到空气中的可能性（现场工程控制状况）。把上述4种因素进行分级，然后平均，会得到一个总体的暴露水平等级。应注意，在评价时应忽略个体防护用品所起的作用。

3）暴露时间分级（见表2.4）

H栏：暴露时间等级。暴露时间等级根据接触化学品的工作任务的时间及频率进行分级得到。

表2.4　暴露时间分级

基准	0	1	2	3	4
每日	密闭操作	< 3h	3~5h	5~7h	> 7h
每周	密闭操作	< 15h	15~25h	25~30h	使用更高频率基准
每月	密闭操作	< 60h	60~80h	使用更高频率基准	使用更高频率基准
每年	密闭操作	< 500h	使用更高频率基准	使用更高频率基准	使用更高频率基准

4）使用数量分级（见表 2.5）

I 栏：使用数量等级。是指工人在具体工作中接触到的各种化学物质的数量，包括原料、原料中杂质、中间产物、副产品及最终的产品。

表 2.5　使用数量分级

级别	使用数量
4	> 50kg; > 550L
3	> 10kg，≤ 50kg; > 200L，≤ 550L
2	> 1kg，≤ 10kg; > 4L，≤ 200L
1	≤ 1kg; ≤ 4L
0	不适用

5）空气传播风险分级（见表 2.6）

J 栏：空气传播风险等级。空气传播风险指的是烟、气体、雾滴、蒸汽成为空气传播的可能性和重要性，或者指粉料在操作过程中变成空气中尘埃的可能性和重要性，主要与物质本身的性质有关。液体的挥发性见图 2.1。

表 2.6　空气传播风险分级

级别	有害因素特征
4	超细粉尘，气体，或易挥发液体
3	细粒子粉料，较易挥发液体
2	粉料，轻微挥发液体
1	颗粒状固体，不挥发液体
0	固体

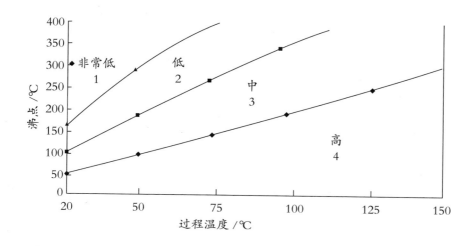

图 2.1 液体的挥发性

6）释放可能性分级（见表 2.7）

K 栏：释放可能性等级。释放可能性即指化学物质实际释放到工作环境空气中的可能性。

表 2.7 释放可能性分级

级别	分级依据
4	开放式系统，无任何工程控制措施，有较大幅度的体力操作
3	开放式系统，无工程控制措施，有体力操作
2	开放式系统，有可移动的工程控制措施，有体力操作
1	开放式系统，有固定的工程控制措施，有体力操作
0	全封闭系统，无体力操作

7）总体暴露水平等级

L 栏：总体暴露水平等级。通过对上述 4 个影响暴露水平的因素分级，得到总体暴露水平。可通过公式自动计算：

L=Average（H，I，J，K），即：总体暴露水平＝（暴露时间＋使用数量＋空气传播风险＋释放可能性）/4

该数值代表了工人对某种化学品的潜在接触危害等级。

8）吸入风险等级（见表2.8）

N栏：吸入风险水平。根据下列公式计算吸入风险水平：

职业危害因素风险水平＝健康危害等级 × 暴露水平等级

式中，暴露水平等级是指L栏和M栏的最大值，即定性评价得到的暴露水平等级和实际空气监测得到的暴露水平等级的最大值。根据下表对吸入风险进行分级，得到O栏（吸入风险等级）及对应的解释说明。

表2.8　吸入风险分级

吸入风险水平（N栏）	吸入风险等级（O栏）	解释说明
＜0.75	0	非常低：可忽视的，个体暴露不可能对人体造成不利影响
0.75~2.5	1	低：可接受的，操作流程有很好的控制，个人暴露很明显不会变得更严重；除了定期评估观察外无需进一步的行动
2.5~5.25	2	中等：可接受但可能需要更进一步的行动以降低暴露；如有简单可行的建议能降低暴露风险，而且所需费用小，则在征询操作员工意见后尽可能去实施
5.25~10.5	3	高：需要进一步评估；定性评估不足以提供足够的信息以说明个体暴露水平是可接受的；需要进行空气监测
＞10.5	4	非常高：需咨询专业人员以获取指导建议；工作条件太糟糕，需马上采取可行的改进措施；需要进行空气监测

2.皮肤接触/吸收风险的定性评价

皮肤接触风险的评估要考虑两个因素，即健康危害和暴露水平。健康危害是指物质被皮肤接触或吸收后产生的危害，而暴露水平是指实际发生重大暴露的可能性。

1）皮肤接触/吸收的危害分级

P栏：皮肤接触/吸收的危害等级。参考化学品物料安全数据表的健康影响部分，按照表2.9对物质的皮肤危害进行分级。

表 2.9　皮肤接触/吸收的危害分级

危害分级	健康危害
4	原料有毒能被皮肤吸收（汞，氟化氢，四氯化碳）；包括 ACGIH 和 GBZ 2.1 标有（皮）标志的物质；包括任何标有 EU 风险标志 R24 或 R27 标志的物质
3	原料会引起皮肤发炎，致敏，腐蚀（酸、碱、镍），包括任何标有 EU 风险标志 R21、R34、R35、R38 或 R43 的物质
2	可能对皮肤有刺激，可能造成皮炎
1	无皮肤危害，小的短暂影响，可能引起皮肤干燥

2）皮肤接触/吸收的暴露水平分级

Q栏：皮肤接触/吸收的暴露水平等级。参照表2.10对皮肤接触的潜在暴露进行分级，不考虑个体防护用品的使用。

表 2.10　皮肤接触/吸收的暴露水平分级

暴露水平	接触情况
4	确定有皮肤接触，或本身就是作业的一部分
3	有皮肤接触可能性，并且可能有重复和长时间的接触
2	可能有短时的皮肤接触
1	无皮肤接触

3）皮肤接触/吸收风险分级（见表2.11）

R栏：皮肤接触/吸收风险水平，为P栏和Q栏的乘积。

表 2.11　皮肤接触 / 吸收风险分级（一）

皮肤接触 / 吸收风险水平（R 栏）	解释说明
＜ 4	低：无需佩戴个体防护用品（PPE）
4~9	中等：建议使用防渗透手套，但不是必需的；一般情况下无需采取工程控制或化学品替代等措施
≥ 9	高：使用 PPE 作为临时的控制措施，但长期依赖 PPE 是不被推荐的，除非工程控制或管理控制措施不可行。通常这种 PPE 是防渗透手套，但要视材料和使用情况而定；也有可能需要面罩、围裙和靴子

3. 摄入风险的定性评价

虽然多数操作者不会故意摄入有害物质，但存在无意摄入的潜在风险。如离开工作场所后未洗手就吃东西或抽烟等。对于摄入风险，通过严格规范个人卫生，以及禁止在化学品使用场所吃东西、喝水及抽烟等，通常很容易就能得到有效控制。

4. 职业病危害因素定性风险评价

根据本项目特点，选择甲醇、硫酸、二氧化硫、三氧化硫、异辛烷、一氧化碳、氢氧化钠 7 种化学物进行定性风险分析。评价结果见表 2.12、表 2.13。

5. 评价结论

通过上述定性风险分析，异辛烷吸入风险等级为 1，三氧化硫吸入风险等级为 3，其他化学物吸入风险等级为 2；应当重视废酸回收环节的防护。针对甲醇等 6 种化学物，应当采取进一步的行动以降低暴露水平。上述化学物皮肤接触吸收风险分级为低或中等，必要时建议针对硫酸、氢氧化钠等腐蚀品以及甲醇采取相应的个人防护，一般情况下无须采取特殊的工程控制措施。

表 2.12 职业病危害因素定性风险分析（一）

危害因素	E	化学名称	甲醇	异辛烷	SO_2	SO_3
	F	CAS 号	67-56-1	540-84-1	7446-09-5	7446-11-9
吸入风险	G	职业接触限值 ppm	19.1	300	1.91	0.30
	H	健康危害等级	3	2	3	4
	I	暴露时间	密闭操作			
		暴露时间等级	0	0	0	0
	J	使用数量	密闭操作			
		使用数量等级	0	0	0	0
	K	空气传播风险	易挥发液体		气体	易挥发液体
		空气传播风险等级	4	4	4	4
	L	释放可能性	全封闭系统			
		释放可能性等级	0	0	0	0
	M	总体暴露水平	1.75	1.5	1.75	2
	N	吸入风险水平	5.25	4.5	5.25	8
	O	吸入风险等级	2	2	2	3
皮肤接触/吸收风险	P	皮肤接触/吸收危害	可经皮吸收	皮肤脱脂	皮肤刺激	腐蚀性
		等级	4	1	2	3
	Q	皮肤接触/吸收的暴露水平	可能有短时的皮肤接触			
		等级	2	2	2	2
	R	皮肤暴露/吸收暴露水平分级	8中等	2低	4中等	6中等
摄入风险	S	有/无	管理不规范、个人卫生习惯不良等，如未洗手就饮食或抽烟，在工作场所饮食。可导致误食		无	无
			1	1	0	0

表 2.13　职业病危害因素定性风险分析（二）

危害因素	E	化学名称	CO	硫酸	NaOH
	F	CAS 号	630-08-0	7664-93-9	1310-73-2
吸入风险	G	职业接触限值 ppm	17.5	0.30	1.22
	H	健康危害等级	3	4	4
	I	暴露时间	密闭操作	密闭操作	密闭操作
		暴露时间等级	0	0	0
	J	使用数量	密闭操作	密闭操作	密闭操作
		使用数量等级	0	0	0
	K	空气传播风险	气体	不易挥发液体	固体
		空气传播风险等级	4	1	0
	L	释放可能性	全封闭系统	全封闭系统	全封闭系统
		释放可能性等级	0	0	0
	M	总体暴露水平	1.75	1.25	1
	N	吸入风险水平	5.25	5.0	4.0
	O	吸入风险等级	2	2	2
皮肤接触/吸收风险	P	皮肤接触/吸收危害	无皮肤危害	腐蚀性	腐蚀性
		等级	0	3	3
	Q	皮肤接触/吸收的暴露水平	无皮肤接触	可能有短时皮肤接触	
		等级	0	1	1
	R	皮肤暴露/吸收暴露水平分级	0 低	3 低	3 低
摄入风险	S	有/无	无	管理不规范、个人卫生习惯不良好等，如未洗手就饮食或抽烟，在工作场所饮食。可导致误食	
			0	1	1

（李发强）

参考文献

［1］苏志 . 建设项目职业病危害评价［M］. 北京：中国人口出版社，2003.

［2］吴世达 . 建设项目卫生学评价［M］. 北京：化学工业出版社，2009.

［3］李发强，陈倩姝，李敏，等 . 国际金融公司《环境、健康与安全指南》在建设项目职业病危害评价中的应用体会［J］. 中国卫生工程学，2016（2）：194−195.

［4］王慧 . 职业病危害评价方法的研究与应用现状［C］. 中国职业安全健康协会 2016 年学术年会 .

［5］李政禹 . 推广国际化学品安全卡促进化学工业持续健康发展［J］. 化工环保，2000：51−54.

［6］Group S . NIOSH outlines Health Hazard Evaluation Program[J]. Safety & Health, 2014：189−3.

［7］Geller E，Managing Editor（2007）.McGraw−Hill encyclopedia of science & technology : an international reference work in fifteen volumes including an index[M].New York：The McGraw−Hill Companies Inc.

［8］李亚楠，郭亚冰，蔡贤明 . 职业健康风险评估技术现状及优劣性分析[J]. 劳动保护，2021（11）：83−86.

［9］李智民 . 现代职业卫生学［M］. 北京：人民卫生出版社，2018.

第三章　职业危害防护设施评价

现代工业化给人类带来了现代文明，使人们的生活水平有了极大改善。同时也给人类带来了另一种后果，就是工业生产过程中的生产事故和健康危害。在现代工业产业大军中，约有 35% 的工人受到粉尘、化学毒物和不良物理因素的职业性危害，从经济和社会影响的角度考虑，职业危害带来的危害性甚至高于工伤事故。

在工业生产过程中散发的各种职业危害因素（粉尘、有害蒸汽和气体）以及余热和余湿，影响车间内环境空气，危害接触者身体健康。控制职业危害的健康危害和对生产作业环境的影响，尤其是对粉尘的控制，是当前亟待解决的职业健康问题。

职业危害防护设施主要是指职业卫生工程措施，包含防尘、防毒工程、通风与空调工程、生产性噪声与振动控制、辐射防护技术、个体防护等。本章主要论述职业危害评价中重点内容，即职业卫生工程技术中的防尘防毒措施、工业通风措施，以及常见物理性因素、电离辐射的控制措施及其评价。

第一节　概述

职业病防护设施是指消除或降低工作场所职业病危害因素的浓度或强度，预防和减少职业病危害因素对劳动者健康的损害或影响，保护劳动者健康的设备、设施、装置、建（构）筑物。

职业危害的控制原则，可以归纳为以下 4 个方面，即遵循优先顺序的原则、采取综合治理的原则、各种措施合理可行的原则、合乎法律法规规定的原则。

一、优先顺序原则

控制粉尘和化学毒物等职业危害的优先顺序应按如下顺序：

（1）尽可能停止生产和使用剧毒、高毒化学物质，改用可替代的低毒化学物质，如生产工艺允许，可用无毒化学物进行替代。近年来，各国已制定针对石棉制品的限制性政策，最终目标是禁止生产和使用。

（2）改善生产工艺和作业方法，减少有害物质的扩散。

（3）对于粉尘、有毒化学物作业岗位采用密闭化、自动化作业方式。

（4）将有毒有害作业工艺隔离，采用远距离操作。

（5）设置局部排风或吹吸式通风设施，排出有毒化学物。

（6）设置全面排风装置进行整体通风。

（7）还应改善作业行为、作业方式或操作方法等，防止二次扬尘、减少有害物溢出。

二、综合治理原则

采取综合治理的措施，应对职业危害进行分类治理，从源头控制、工程技术措施、作业场所管理、危害因素监测与健康监护等多方面采取措施。

职业危害因素的源头控制措施，包括严格落实职业卫生"三同时"制度，对存在职业危害的建设项目进行职业病危害的预评价、防护设施设计、控制效果评价、现状评价等。

治理和控制不良劳动条件最根本的措施是改进工艺、改进生产过程或采用卫生工程技术措施，使劳动者不接触或少接触职业危害因素，实现一级预防。职业卫生工程技术措施，就是要应用工程技术和有关学科的理论及实践，解决劳动者在生产中所面临的不利于健康的问题，创造良好的工作环境，保障工人健康，提高工作效率。其主要内容包括消除工作环境中含毒、含尘气体和有害气体的处理技术，防暑降温、建筑物通风、采暖和空气调节工程，生产场所有采光和照明工程，生产噪声与振动控制，辐射防护工程，个体防护工程等。作业场所职业卫生管理措施，主要体现为作为职业病防治责任的主体用人单位，应落实《作业场所职业卫生管理规定》，设置管理部门，配备专兼职管理人员；制定职业病危害防治计划和实施方案，建立、健全职业卫生管理制度和操作规程；组织进行职业卫生培训；督促劳动者遵守职业卫生操作规程；确保作业场所布局及防护设施、职业危害公示与告知、职业病防护用品与使用保养、应急救援设施等符合职业卫生相关规定。

存在职业病危害的用人单位，应当按规定对工作场所职业病危害因素进行检测或评价，发现职业病危害因素不符合国家职业卫生标准和卫生要求时，应当立即采取相应治理措施，确保其符合职业卫生标准和卫生要求。对接触职业病危害因素的劳动者，应按规定组织接受职业健康检查，并建立健康监护档案。不得安排未成年工、职业禁忌的劳动者、孕期和哺乳期女职工从事接触相应职业病危害的作业。

三、合理可行原则

在职业病防治工作实践中，采取的任何职业危害防护措施都应该合理可行，应该结合生产企业的实际状况，要求在技术上能够达到。合理可行原则包括合理性、可行性、针对性。

合理性是要求所采取的措施符合我国现阶段的国情，符合经济和技术发展水平或能力，控制职业危害的措施应首先选用先进生产工艺，淘汰落后工艺，或制定工艺装备改进计划，逐步提高装备水平，与企业后续发展的需要相适应。同时还要考虑到不同规模企业技术水平的差异，提出的措施应该是采用现有技术和合理成本能够实现的措施，或者是针对相同问题提出不同的解决方案，使用企业可以根据自身实际情况进行选择。

可行性包括所采用的措施在经济、技术、时间上可行，有法规标准依据，便于应用和操作。例如小微农药分装企业，粉状产品包装作业采用半自动配合手机作业方式，存在农药粉尘的危害，如要求企业采用全自动包装生产线，从企业产量需求、经济投入方面等分析，不具有可行性，应在现有生产装置的基础上，加强密闭和局部排风措施，同样可以达到有效控制职业危害的目的。

针对性是指任何措施都应针对本企业的行业特点，以及职业病危害因素的种类、性质或特点，职业危害的产生条件等，采取优化组合的综合措施。如木片、粮食等物料的输送皮带及转载点，控制粉尘危害的防尘措施只能采取密闭、通风除尘等，而不可以使用喷雾洒水的降尘措施。

四、合法合规原则

职业卫生法律法规可分为 3 个层次，即法律法规、配套规章和规范性文件、职业卫生标准和技术规范。法律法规有《职业病防治法》《尘肺病防治条例》《使用有毒物品作业场所劳动保护条例》《放射性同位素与射线装置放射防护条例》；配套规章和规范性文件有《工作场所职业卫生管理规定》《建设项目职业病防护设施"三同时"监督管理办法》等；职业卫生标准、技术规范主要有《工业企业设计卫生标准》《石棉作业职业卫生管理规范》《工作场所防止职业中毒卫生工程防护措施规范》《密闭空间作业职业危害防护规范》等。控制职业危害的措施应严格执行有关职业卫生法律法规、标准和规范。职业卫生标准和技术规范又分为国家标准（强制性标准、推荐性标准）和部门规范（强制性规范、推荐性规范）。

常用职业卫生国家标准：

GBZ 1-2010 工业企业设计卫生标准；

GBZ/T 193-2007 石棉作业职业卫生管理规范；

GBZ/T 194-2007 工作场所防止职业中毒卫生工程防护措施规范；

GBZ/T 195-2007 有机溶剂作业场所个人职业病防护用品使用规范;

GBZ/T 198-2007 使用人造矿物纤维绝热棉职业病危害防护规程;

GBZ/T 199-2007 服装干洗业职业卫生管理规范;

GBZ/T 205-2008 密闭空间作业职业危害防护规范;

GBZ/T 211-2008 建筑行业职业病危害预防控制规范;

GBZ/T 212-2008 印染纺织业职业病危害预防控制指南;

GBZ/T 222-2009 密闭空间直读式气体检测仪选用指南;

GBZ/T 225-2010 用人单位职业病防治指南;

GBZ/T 231-2010 黑色金属冶炼用压延加工业职业卫生防护技术规范;

GBZ/T 251-2014 汽车铸造作业职业危害预防控制指南;

GBZ/T 252-2014 中小箱包加工企业职业危害预防控制指南;

GBZ/T 253-2014 造纸业职业病危害预防控制指南;

GBZ/T 259-2014 硫化氢职业危害防护导则;

GBZ/T 272-2016 中小制鞋企业职业危害预防控制指南;

GBZ/T 275-2016 氯气职业危害防护导则;

GBZ/T 277-2016 职业病危害评价通则;

GBZ/T 284-2016 正己烷职业危害防护导则;

GBZ/T 285-2016 珠宝玉石加工行业职业危害预防控制指南;

GBZ/T 280-2017 火力发电企业职业危害预防控制指南;

GBZ/T 287-2017 木材加工企业职业危害预防控制指南;

GBZ/T 298-2017 工作场所化学有害因素职业健康风险评估技术导则;

GBZ/T 299.2-2017 电池制造业职业危害预防控制指南 第2部分：硅太阳能电池。

常用职业卫生行业标准和规范

WS 701-2008 电子工业防尘防毒技术规范;

WS 702-2010 城镇污水处理厂防毒技术规范；

WS 703-2010 各类加工制造业防尘防毒技术规范；

WS 704-2010 家具制造业防尘防毒技术规范；

WS 705-2011 煤层气开采防尘防毒技术规范；

WS 706-2011 焊接工艺防尘防毒技术规范；

WS 707-2011 制革职业安全卫生规程；

WS 708-2012 石材加工工艺防尘技术规范；

WS 709-2012 粮食加工防尘防毒技术规范；

WS 710-2012 酒类生产企业防尘防毒技术规范；

WS 711-2012 自来水生产供应企业防尘防毒技术规范；

WS 712-2012 仓储业防尘防毒技术规范；

WS 713-2012 印刷企业防尘防毒技术规范；

WS 714-2012 城镇燃气行业防尘防毒技术规范；

WS 715-2014 焊接烟尘净化器通用技术条件；

WS 716-2014 日用化学产品生产企业防尘防毒技术要求；

WS 717-2015 纺织业防尘防毒技术规范；

WS 718-2015 石棉生产企业防尘防毒技术规程；

WS 719-2015 卷烟制造企业防尘防毒技术规范；

WS 720-2015 建材物流业防尘技术规范；

WS 721-2015 电镀工艺防尘防毒技术规范；

WS 722-2015 涂料生产企业职业健康技术规范；

WS/T 765-2010 有毒作业场所危害程度分级；

WS/T 766-2011 钢铁冶炼企业职业健康管理技术规范；

WS/T 725-2011 氧化铝厂防尘防毒技术规程；

WS/T 726-2012 铝加工厂防尘防毒技术规程；

WS/T 727-2012 焦化行业防尘防毒技术规范；

WS/T 728-2012 汽车制造企业职业危害防护技术规程；

DL5454-2012 火力发电厂职业卫生设计规程；

WS/T 730-2014 轧钢企业职业健康管理技术规范；

WS/T 731-2014 铁矿采选业职业健康管理技术规范；

WS/T 732-2015 造纸企业防尘防毒技术规范；

WS/T 733-2015 水泥生产企业防尘防毒技术规范；

WS/T 734-2015 制鞋企业防毒防尘技术规范；

WS/T 735-2015 木材加工企业职业病危害防治技术规范；

WS/T 736-2015 黄金开采企业职业危害防护规范；

WS/T 737-2015 箱包制造企业职业病危害防治技术规范；

WS/T 738-2015 制药企业职业危害防护规范；

WS/T 739-2015 宝石加工企业职业病危害防治技术规范；

WS/T 740-2015 玻璃生产企业职业病危害防治技术规范；

WS/T741-2015 石棉矿山建设项目职业病危害预评价细则；

WS/T742-2015 石棉矿山建设项目职业病危害控制效果评价细则；

WS/T 743-2015 石棉矿山职业病危害现状评价细则；

WS/T 744-2015 石棉制品业建设项目职业病危害控制效果评价细则；

WS/T 745-2015 石棉制品业职业病危害现状评价细则；

WS/T746-2015 石棉制品业建设项目职业病危害预评价细则；

WS/T 747-2015 木制家具制造业建设项目职业病危害预评价细则；

WS/T 748-2015 木制家具制造业职业病危害现状评价细则；

WS/T 749-2015 木制家具制造业建设项目职业病危害控制效果评价细则；

WS/T 751-2015 用人单位职业病危害现状评价技术导则；

WS/T 752-2015 通风除尘系统运行监测与评估技术规范；

WS/T 753-2016 水泥生产企业建设项目职业病防护设施设计专篇编制细则；

WS/T 754-2016 噪声职业病危害风险管理指南；

WS/T 755-2016 隧道运营场所防尘防毒技术规范；

WS/T 756-2016 汽车制造业建设项目职业病防护设施设计专篇编制细则；

WS/T 757-2016 局部排风设施控制风速检测与评估技术规范；

WS/T 758-2016 家具制造业手动喷漆房通风设施技术规程；

WS/T 759-2016 火力发电企业建设项目职业病危害控制效果评价细则；

WS/T 769-2015 钢铁企业烧结球团防尘防毒技术规范；

WS/T 770-2015 建筑施工企业职业病危害防治技术规范。

值得注意的是，GBZ 1-2010 通风、除尘、排毒设施的基本要求主要有全面通风换气量累加原则，或仅按需要空气量最大的有害物质计算。

通风系统的组成及其布置应合理，考虑管道水雾凝结、积尘，混合后引爆、燃烧等因素，应设单独通风系统，不得相互连通。采用热风采暖、空气调节和机械通风装置的车间，其进风口应设置在室外空气清洁区并低于排风口。进气和排气装置应避免气流短路。确定密闭罩进风口的位置、结构和风速时，应使罩内负压均匀，防止粉尘外逸并不致把物料带走。

易燃易爆的粉尘、纤维；对于通风净化后粉尘、有害气体浓度大于或等于其职业接触限值的 30% 时；含有病原体、恶臭物质及有害物质浓度可能突然增高的工作场所皆不宜采用循环空气。局部机械排风系统排气罩的设计应遵循"形式适宜、位置正确、风量适中、强度足够、检修方便"的设计原则，罩口风速或控制点风速应足以将发生源产生的尘、毒吸入罩内。输送含尘气体的风管宜垂直或倾斜敷设，有适当夹角。管道应设置清扫孔。按照粉尘类别不同，通风管道内应保证达到最低经济流速。有毒有害气体应净化处理后排出；直接排入大气的，应根据稀释浓度计算排放高度。含有剧毒、高毒物质或难闻气味物质、爆炸危险性物质的，应排至建筑物外适当位置。

第二节　粉尘与化学毒物控制措施

实践表明，多数情况下，单靠通风方法防治工业污染物，既不经济也达不到预期效果，因此必须采取综合措施。应优先改革工艺设备和工艺操作方法，从根本上不产生或少产生职业危害因素，再采用合理的职业卫生工程措施，实施严格的管理制度，才能有效地防治粉尘、化学毒物等各种职业危害。

一、基本控制措施

（一）消除或控制产生职业有害因素的操作环节

改革工艺设备和工艺操作方法，从根本上防止和减少尘毒产生。生产工艺的改革能有效解决粉尘、毒物的产生。例如，用湿式作业代替干式作业可以显著减少粉尘的产生。在产尘车间实行湿法清扫可以防止二次扬尘。改革工艺时，应尽量使生产过程自动化、机械化、密闭化，避免危害因素与人直接接触。总图布置和建筑设计应与工艺及通风措施密切结合，进行综合防治。喷漆作业采用静电喷漆、水性电泳漆、自动化淋漆、浸漆等工艺，以减少有机溶剂的产生。

用无毒或低毒物质代替有毒高毒物质。用无毒物质代替有毒物质，以低毒代替高毒物，能从根本上防止污染物的产生。采用无氟电镀、无汞仪表等，能够消除剧毒物质的危害。无毒物质代替有毒物质受到限制的，尽量使用低毒物质代替高毒物质，如用二甲苯、甲苯代替苯作为工业原料和溶剂，以防苯中毒；温度计生产用酒精代替汞，以预防汞中毒等。

（二）密闭和隔离措施

密闭是指采用密闭措施，通过机械化、管道化生产，防止粉尘和有毒气体外溢。如物质的粉碎、筛分、输送、包装等工序采取密闭措施，可有效地防止粉尘飞扬；金属冶炼作业时，在加料、出料和熔炼过程中采取密闭措施，可防止金属中毒。许多中毒都是由于密闭措施不好，造成毒气"跑、冒、滴、漏"所致。

隔离是将生产设备和工人操作地点分开，以减少职业危害。如将操作地点放在隔离室，通过仪表操作生产，使工人操作点远离生产设备；高温作业，对车间内不能消除的热源，利用水和玻璃纤维等导热性小的材料进行隔热等。

（三）通风防尘防毒措施

如果通过工艺设备和工艺操作方法的改革后，仍有危害因素散放入生产作业场所时，应采取局部通风或全面通风措施。采用局部通风时，要尽量把产尘、产毒工艺设备密闭起来，以最小的风量获得最好的效果。

通风措施包括自然通风、机械通风，全面通风、局部通风等。职业危害仅限于局部区域、危害因素浓度较高的作业场所，常使用局部排风措施，通过局部排风罩将有害因素就地密闭、净化、排出。工业生产中含有害物质的污风应净化后无害排放。评价通风系统的效果需满足两个基本要求，即车间环境空气中危害因素的浓度符合卫生标准的限值要求、排放的有害物浓度达到排放标准限值的要求。

（四）个人防护措施

由于技术和工艺方面的原因，若某些车间作业地点未能达到卫生标准要求的控制标准时，应对操作人员采取个人防护措施，如配备防尘、防毒口罩或面具，按工种配备使用防护服装等。

（五）管理措施

加强作业场所管理，对通风系统要建立运行规程，定期进行通风设备的维护和检修，确保通风系统的安全运行；定时监测车间环境空气中有害物的浓度；及时发现问题，采取措施进行整改。对严重危害达不到卫生标准要求的岗位，进行停产治理。

二、生产性粉尘的控制措施

生产性粉尘的来源非常广泛。固体物质的机械加工、矿山开采、矿石粉碎等，均可能产生粉尘。

细小的粉尘本身没有独立运动能力，一次尘化作用不足以使粉尘扩散飞扬，只会导致局部空气污染。因通风或冷热气流对流所形成的室内气流为二次气流，其携带局部地点的含尘空气在整个车间流动，使粉尘在车间环境广泛扩散。

粉尘依附于气流而运动，因此只要控制室内气流的流动，就可以控制粉尘在室内的扩散，即采用通风方法控制粉尘。合理组织车间内气流，尽量采用密闭装置，使一次尘化气流和二次尘化气流隔开，可有效避免粉尘扩散和传播。

（一）工业防尘八字方针

在预防工业粉尘职业危害工作中，我国专业工作者结合国情，总结出了非常实用的"革、水、密、风、护、管、教、查"工业防尘八字方针，取得了巨大的成就。

1. 革

指技术革新。包括改革工艺过程、革新生产设备，使生产过程中不产生或少产生粉尘，采取自动化操作、避免操作者接触粉尘。

2. 水

指湿式作业。允许使用湿式作业的场所，采用洒水、喷雾等方式，降低作业场所粉尘的产生和飞扬。湿式作业简单实用、效果可靠，可在很大程度上降低了作业场所粉尘浓度。

3. 密

即密闭尘源。使用密闭的生产设备，或者将敞口设备改成密闭设备，采用密闭尘源与局部排风相结合，使密闭系统内保持一定负压，防止粉尘溢出。不能采取湿式作业的场所应采用密闭或隔离等尘源控制措施，并辅以通风除尘技术措施。

4. 风

指通风除尘措施。设计安装合理的通风设施，稀释和排出作业场所空气中的粉尘，对含尘气体进行净化。工业通风措施是职业卫生工程措施的主要内容，也是治理尘毒等职业危害的重要手段。本章第三节将对此进行专门介绍。

5. 护

主要指个体防护措施。是防尘的重要补充措施，对通过技术革新和技术改造、通风除尘等措施仍不能有效控制的粉尘作业岗位，应根据接触粉尘情况为接尘人员配备个人防尘用品，如防尘口罩、面罩、防尘服等。

6. 管

加强管理，包括制度的落实和防尘设施的管理等。用人单位应严格按照职业病防治法律法规要求，高度重视防尘工作，建立、健全和落实防尘的各项规章制度；对存在粉尘场所的防尘设施应设计安装到位，并确保防尘设施正常运行，通过定期监测，保证工作场所空气中粉尘浓度符合国家职业卫生标准。

7. 教

宣传教育，即工作场所健康促进。对企业管理者和工人，进行职业健康教育，宣传法律法规和职业健康知识，提高自我防护意识和防护水平。

8. 查

包括健康检查与监督检查。加强接尘工人上岗前、在岗期间和离岗时的职业健康检查；卫生健康主管部门对用人单位防尘工作进行监督检查。

（二）工程技术措施

通过工程技术手段治理粉尘是防止粉尘危害的根本措施。对于不符合职业卫生标准的粉尘岗位，消除或减少生产性粉尘的产生、逸散，尽可能降低作业环境中的粉尘浓度，是防止尘肺病发生的根本之道。

1. 改革工艺过程，革新生产设备

这是消除粉尘危害的根本途径。生产工艺设计、设备选择，产尘机械设备本身的防尘性能都应符合防尘要求，如采用封闭式风力管道运输、负压吸砂等方法消除粉尘飞扬。

2. 湿式作业

采用湿式生产的作业方式防止扬尘措施，如矿山凿岩、冲刷巷道、净化进风等，石英、矿石等的湿式粉碎或喷雾洒水，玻璃陶瓷业的湿式拌料，铸造业的湿砂造型、湿式开箱清砂、化学清砂等。

3. 密闭排风除尘

采用密闭通风除尘方法，将产尘设备密闭，设置局部机械排风设施，使密闭设备内保持负压，防止粉尘外逸。排出的含尘空气，要经过除尘器净化处理后排出。

（三）除尘装置

工业生产过程中，由于物料的破碎、研磨、混合、筛分、运输和包装，以及物料燃烧、金属粒子凝结、氧化等作用，产生大量粉尘，这些悬浮于空气中的固体粉尘微粒，大小通常在 $100\,\mu m$ 以下，对这些含尘气体需要进行净化，即工业除尘。工业除尘技术可以通过密闭、喷雾、黏结等方式实现，但固体物料破碎、筛分和输送等机械过程产生的粉尘，燃料及其他物质燃烧或加热等过程产生的烟尘，以固态粒子存在于气体中，需要从气体中除去或收集固态尘粒。净化这些含尘气体的设备称为除尘装置或除尘器，根据尘粒分离原理，除尘装置又可分为机械式除尘器、湿式除尘器、过滤式除尘器、电除尘器等。

1. 机械式除尘器

包括重力沉降室、惯性除尘器和旋风除尘器等。机械式除尘器一般造价低，维护管理方便，耐高温高湿烟气、腐蚀性气体，但对粒径在 $5\,\mu m$ 以下的尘粒去除率较低，当气体含尘浓度高时，这类除尘器可作为初级除尘，以减轻二级除尘的负荷。旋风除尘是通过高速离心力把粉尘气体中含有的细小颗粒被分离出来，在机械加工、矿山砂石线、水泥生产线、冶金检查等行业中较为常见，对粉尘粗细分级过滤有很好的效果。

2. 过滤式除尘器

包括有袋式除尘器、颗粒层除尘器。利用纤维编织物做成的滤袋作为过滤介质的除尘器，称为袋式除尘器；利用不同粒径的砾石、沙等固体颗粒组成的固定床层作为过滤介质的除尘器，叫作颗粒层除尘器。过滤式除尘器以袋滤器为主，可分为机械振动型袋式除尘器、大气反吹型袋式除尘器和脉冲喷吹型袋式除尘器，主要用于分离工业生产中的颗粒粉尘和微细粉尘。除尘效率高，能除掉细微的尘粒。对处理气量变化的适应性强，最适宜处理有回收价值的细小颗粒物。但袋式除尘器的成本比较高，允许使用的温度低，操作时气体的温度需高于露点温度。当尘粒浓度超过尘粒爆炸下限时也不能使用袋式过滤器。

反吹风布袋除尘器采用分式循环反吹清灰，下进风，内滤式高效除尘，适用于冶金、化工、建材、电力、粮食加工、机械等，净化含尘浓度 $< 30g/m^3$、颗粒 $> 0.1\mu m$、温度 $< 280℃$ 含尘气体，除尘率可达 99% 以上。脉冲袋式除尘器具有净化效率高、处理能力大、性能稳定、使用寿命长等优点，技术性能高、应用范围广，广泛应用于冶金、铸造、化工、建材、粮食、机械、轻工、橡胶等工矿企业。

3. 电除尘器

分为干式电除尘器和湿式电除尘器，用来分离工业废气排放中含有的颗粒粉尘和细微粉尘。电除尘器除尘效率高、压力损失低、运行费用较低，但设备投资大、设备复杂、占地面积大，对操作、运行、维护管理都有较严格的要求。主要用于处理气量大、对排放浓度要求严格、有一定维护管理水平的大企业，如电厂、建材、冶金等行业。

4. 湿式除尘器

可分为贮水式湿式除尘器、加压水喷淋式、强制旋转喷淋式湿式脱硫除尘器。也可分为低能洗涤式除尘器（如重力喷淋除尘器、水膜除尘器等）、高能洗涤除尘器（如文丘里除尘器）。这类除尘器结构比较简单、投资少，除尘效率比较高，能除去小粒径粉尘，同时可以去除一部分有害气体。洗涤袋式除尘器的缺点是用水量比较大，进行泥浆和废水处理时设备易腐蚀。

表 3.1　各种类型除尘器主要性能

类型	除尘效率 /%	适宜捕集粒径 / μm	压力损失 /Pa
重力沉降室	＜ 50	50 ～ 100	50 ～ 120
通用旋风除尘器	60 ～ 85	20 ～ 40	400 ～ 800
高效旋风除尘器	80 ～ 90	5 ～ 10	1 000 ～ 5 000
袋式除尘器	95 ～ 99	0.5 ～ 1	800 ～ 1500
电除尘器	90 ～ 98	0.5 ～ 1	50 ～ 200
文丘里除尘器	90 ～ 98	0.5 ～ 1	4 000 ～ 10 000
旋风水膜除尘器	95 ～ 98	2 ～ 5	800 ～ 1 200
高压静电除尘器	99.9	0.01 ～ 20	＜ 300

三、化学毒物的控制

化学毒物可来源于原料、辅助料、中间产品、成品、副产品、夹杂物或废弃物等，有时也有热分解产物及二次反应产物，以固态、液态、气态或气溶胶的形式存在于生产环境空气中。对于化学毒物的控制，应按照优先顺序原则，以及基本控制措施，进行综合防控和治理。控制化学毒物的职业卫生工程技术措施包括预防措施、治理措施和净化措施。

（一）预防措施

1. 改革工艺

采用新工艺，采用无毒、低毒的物料代替有毒、高毒的物料，采取无毒害或毒害较小的工艺流程，这才是控制有毒物质危害的根本措施。对已经运行的生产工艺进行改革。尽量选择生产过程中不产生或少产生有毒物质的工艺。如在镀铜、锌、锡等电镀工艺中使用剧毒物质氰化物，通过工艺改革采用无氰电镀工艺，可从根本上消除氰化物的危害；用汽油代替苯、用甲苯代替苯作胶黏剂的溶剂等；油漆中用钛白粉代替铅白、用铁红代替红丹消除铅害；用真空灌装代替热灌法生产水银温度计；用四氯乙烯代替四氯化碳干洗衣物等。

2. 密闭化

有毒有害工作场所生产过程的密闭化，是防止有毒物质从生产过程中散发、外溢的关键。密闭措施包括设备本身的密闭，以及投料、出料，物料运输、粉碎、包装等过程的密闭。实现生产的连续化、密闭化、管道化、机械化、自动化，将有毒物料限制在全密闭的生产系统中，可以避免"跑、冒、滴、漏"现象。

3. 隔离操作

将散发有毒有害物质的工艺过程与其他无毒无害的工艺过程隔开；对危害大的毒物采取有隔离的设施；通过隔离操作室将排放有毒物的设备与操作人员隔离，避免工人接触有毒物质；或将产生危害的设备设置成隔离间，使其室内呈负压，通过排风进行净化，防止毒物逸散。

4. 通风净化

有毒物的场所密闭不严或不能密闭时，应安装通风排毒设施，维持负压操作；采用通风排毒设施，同时设计净化、回收设施，使有毒有害物质达标排放；工作场所存在两种或两种以上毒物，混合后具有协同作用时，应隔开进行生产，分别单独设置排风系统，不得将两者的排风系统连在一起；通过工作场所的排风管道必须保持负压；集中空调系统换气量应满足稀释有毒有害气体需要量，新风量应足够，换气次数每小时 ≥ 12 次。

（二）化学毒物治理措施

化学毒物的治理措施包括控制毒物的发生源、控制毒物排放。控制毒物发生源的措施有：①密闭毒物发生源，合理采用局部排风设施就地排出毒物，防止毒物的溢出和扩散；在生产规模较大或有剧毒化学物质的工作场所应设置排风系统；低浓度或散发点较分散的，宜采用全面通风换气。②排风罩口与有毒有害物质散放源的距离应尽量靠近并加设围挡；排风罩口的形状和大小应与放散源的逸散区域和范围相适应；罩口应迎着有毒有害物质气流的方向；进风口与排风口位置必须保持一定的距离。③应尽量采用密闭通风排毒柜，存在热压的工作场所可采用局部自然排风设施。④有毒有害物质被吸入排风罩口前不应通过操作者的呼吸带，排风要求的控制点风速应在 0.25 ～ 3m/s，常用风速为 0.5 ～ 1.5m/s，管道风速采用 8 ～ 12m/s。⑤柜形排风罩内有热源存在时，应在排风罩上部排风。⑥产生剧毒物质车间的排风系统和一般车间的排风系统应分开；输送含有剧毒物质的正压风管时，不得通过其他房间；挥发性有毒溶剂应使用管道输送。

控制化学毒物的排放措施有：①有组织排放的化学毒物一般应高空排放，通过天窗排放时，车间屋顶应避免设置进风口。②可能突然产生大量有毒有害物质的工作场所，应设置事故排风装置，由一般排风和事故排风共同保证。事故排风换气次数根据毒物的毒性、挥发性、车间大小等因素综合考虑，一般情形为每小时不得少于 12 次。通风机应分别在室内外便于操作的地点设置开关。③事故排风的吸风口应设在有毒有害物质散发量可能最大的地点，密度大的气体和蒸汽设在地面以上 0.3 ～ 1.0m 处；密度小的气体和蒸汽，设在上部地带；可燃气体和蒸汽，应尽量紧贴顶棚布置。④事故排风的排风口，应布置在无人员停留或通行的地点。排风口应高于 20m 范围内最高建筑物的屋顶 3m 以上，当其与机械送风系统进风口的水平距离小于 20m 时，应高于进风口 6m 以上。⑤散发有毒有害物质设备的尾气必须经净化处理，达到环境排放标准。直接排入大气时，应引至屋顶以上 3m 高处放空，若邻近建筑物高于本车间时，应加高排放口高度。

（三）化学毒物净化措施

常用净化方法包括燃烧法、冷凝法、吸收法、吸附法。

1. 燃烧法

通过燃烧将有毒有害气体、蒸汽或烟尘变成无毒无害物质的一种毒物净化方法，分为直接燃烧法、热力燃烧法、催化燃烧法。

燃烧法仅适用于可燃物质或高温下能分解的物质，其分解的最终产物必须无毒无害，并且不能回收。其产物多为二氧化碳、水蒸气和其他简单无毒物质，在燃烧净化后可以回收燃烧氧化过程中的热量。其缺点是不能回收废气中的有害物质，并会消耗一定的能源。适用于各种有机溶剂蒸汽及碳氢混合物的净化处理，也经常用于消化、除臭方面；燃烧法不适用于卤化物及可能产生二氧化硫及氮氧化物的场所。

2. 冷凝法

通过冷凝使受热蒸发产生的有害蒸汽（如电镀车间的铬酸蒸气）从废气中分离的一种毒物净化措施。冷凝法对有害气体的去除程度与冷却温度和有害成分的饱和蒸汽气压有关，冷却温度越低，有害成分越接近饱和，其去除程度越高。冷凝法又分为一次冷凝法和多次冷凝法，一次冷凝法用于净化含单一有害成分的废气；多次冷凝法多用于净化含多种有害成分的废气，或用于提高废气的净化效率。

冷凝回收的优点是所需设备和操作条件比较简单，而回收的物质比较纯净；缺点为效率低，净化要求越高则所需冷却温度越低，冷凝操作费用越高。适用于蒸汽状态的有害物质，多用于从空气中回收有机溶剂蒸汽，或用作吸附、燃烧等毒物净化的前处理。

3. 吸收法

用适当的液体吸收剂将有害气体中1个或几个组分溶解或吸收掉的净化方法，分为物理吸收和化学吸收。物理吸收是指利用液体吸收剂吸收有害气体时，只是单纯的溶解过程，一般无明显化学反应；所能达到的限度取决于吸收条件下的气液平衡关系，即被吸收的气体在液体中达到平衡时的浓度；吸收速率取决于被吸收的气体在气相和液相中的扩散速率。化学吸收有明显化学反应，吸收限度取决于气液平衡关系和气体与液相中反应组分的化学平衡关系；吸收速率取决于被吸收气体从气相进入液相的扩散速度和被吸收气体与液相中反应组分的化学反应速度。化学吸收效率较高，是目前应用较多的有害气体处理方法。

4. 吸附法

利用多孔性固体吸附剂表面对气体中各组分的吸附能力不同而进行分离，选择性吸附废气中一种或多种有害组分，实现净化废气的方法。

物理吸附是依靠分子间引力造成的吸附，物理吸附无选择性，可吸附各种气体，针对不同的组分吸附量可能不同，物理吸附作用力弱，解吸容易，过程可逆。化学吸附由吸附剂表面与吸附质分子间化学反应力造成，具有较高的选择性，一种吸附剂只对特定的物质有吸附作用；化学吸附比较稳定，过程不可逆。吸附法的优点是净化效率高，可回收有用组分，设备简单，易实现自动化控制；缺点是吸附容量小，设备体积大；吸附剂容量有限，需频繁再生，简单吸附过程的再生操作比较麻烦，而且设备利用率低。

工业常用吸附剂有活性炭、氧化铝、硅胶、沸石等。活性炭常用于对空气中的有机溶剂的净化，催化脱除尾气中 SO_2、NO_x 等恶臭物质。氧化铝可用于气体干燥、石油气脱硫、含氟废气净化（对水有强吸附能力）。硅胶具亲水性，从水中吸附水的分量可达到自身质量的 50%，但是难以吸附非极性物质，常用于处理含湿量较高的气体、烃类物质回收等。沸石分子筛为人工合成，孔径整齐均匀，对极性分子、不饱和有机物具有选择性吸附能力。

表 3.2 各种净化方法的应用范围

净化方法	适用有害气体种类	浓度范围	温度范围
燃烧法	有机气体及恶臭等	< 10 000	< 100℃
冷凝法	有机蒸气	> 1000	常温以下
吸收法	无机气体、部分有机气体	< 10 000	常温
吸附法	绝大多数有机气体、大多数无机气体	300	38℃以下

第三节　工业通风措施

一、职业危害因素的传播

（一）生产性粉尘

生产性粉尘需要经过一定的传播过程，才能扩散到车间空气中，被操作者吸入。

根据颗粒物的运动特性，尘粒所受的力主要有重力、惯性力、分子扩散力和气流动力。尘粒依靠重力自由降落时，最大降落速度为 0.008m/s，与车间的空气流速（0.2 ~ 0.3m/s）相比微不足道，说明尘粒的运动主要受室内气流影响。当尘粒受到运动的空气分子撞击扩散时，1s 内运动距离只有 1.2×10^{-8}m，与室内气流速度相比，分子扩散力的作用也可以忽略不计。当尘粒受机械力作用水平运动时，受到空气阻力影响，呈减速运动，经过 0.01s 后，尘粒的速度迅速降到 5×10^{-5}m/s，最大移动距离只有 8×10^{-3}m。以上数据表明，在机械力作用下，尘粒不可能单独在车间内传播。因此，尘粒不具有独立运动的能力，其运动的主要能量来自气流的作用。

能够使粉尘颗粒由静止状态进入空气中浮游的作用称为一次尘化作用，该气流称为一次尘化气流，一次尘化造成粉尘在局部空间内扩散。悬浮态的粉尘颗粒进一步扩散到整个空间，称为二次尘化作用，此气流称为二次尘化气流。

工业生产中的常见一次尘化作用包括剪切压缩作用、诱导空气作用、综合性尘化作用、热气流上升的尘化作用。

剪切压缩作用：如筛分物料用的振动筛上下往复振动时，使疏松的物料不断受到挤压，把物料间隙中的空气猛烈地挤压出来。气流向外高速运动时，与固态颗粒物的剪切压缩作用能够带动固态颗粒物一起溢出。

诱导空气作用：当物体或块、粒状物料在空气中高速运动时，带动周围空气流动，称为诱导空气。诱导空气造成尘化，使固态颗粒物随其扩散。

综合性尘化作用：如皮带运输机输送的粉料从高处下落，气流和颗粒物的剪切作用，使被物料挤压出来的高速气流带动颗粒物扩散。粉料下落时的剪切和诱导空气的作用，高速气流也会使部分物料飞扬。

热气流上升的尘化作用：如炼钢电炉、加热炉以及金属浇铸等热产尘设备表面的空气被加热上升时，会带着颗粒物一起运动。

工业生产中的二次尘化气流有自然风气流、机械通风气流、惯性物诱导气流、冷热气流对流等。二次尘化气流带动局部含尘空气在整个车间内流动，使粉尘颗粒扩散到整个车间。二次气流速度越大，作用越明显。

工业防尘措施中，防止一次尘化作用的关键是从工艺过程进行控制或改革工艺。粉尘颗粒依附于气流运动，只有控制气流流动，才能控制尘粒的二次尘化作用，改善车间空气质量。因此，采用通风方法控制工业有害物，必须合理组织车间内气流。除尘系统应尽量采用密闭装置，使一次尘化气流和二次尘化气流隔开，避免粉尘散放传播。

（二）化学毒物

化学毒物的常见存在状态可分为 5 种，包括气体、蒸汽、烟、雾、尘。气体是指常温常压下呈气态的物质，如氯气、一氧化碳、二氧化硫、硫化氢等。蒸汽是指液体蒸发、固体升华而形成的气体，如苯、汽油蒸汽、熔磷时的磷蒸汽等。烟又称烟尘或烟气，是悬浮在空气中的固体微粒，其直径一般小于 $0.1\,\mu m$，塑料、橡胶等有机物进行加热或燃烧时可产生烟，铜、铅等金属熔炼时产生的蒸汽在空气中迅速冷凝及氧化后也能形成烟。雾是悬浮于空气中的液体微粒，多系蒸汽冷凝或液体喷散所形成，如电镀时产生酸雾、喷漆作业时产生漆雾等。粉尘形态的化学毒物是漂浮于空气中的固体微粒，直径大于 $0.1\,\mu m$，多为固体物料经机械粉碎、研磨、熔化时形成，如铅尘、锰尘等。

有害气体或蒸汽散发到车间空气中，通过分子扩散和周围空气分子混合形成混合气体。由于其自身扩散能力有限，大多和固态颗粒物一样，随室内气流的运动而传播扩散。影响化学物毒性或传播的因素包括溶解度、分散度、挥发性等。

溶解度表现为毒物在水中的溶解度愈大，其毒性愈大。如三氧化二砷比三硫化二砷的溶解度大3万倍，前者毒性更大；氯气易溶于上呼吸道的黏液中，易对上呼吸道可产生损害等。毒物在体液中的溶解度越大毒性就越大，如易溶于脂肪的物质四乙基铅，苯的氨基、硝基化合物等。

分散度表现为毒物的颗粒愈小，分散度愈大，化学活性增大，易随呼吸过程进入人体，毒作用也就愈大。分散度大者表面活性增大，溶解速度也加快。如锌和某些金属本身无毒，但加热形成氧化物烟时，可与体内蛋白质作用，产生异性蛋白而引起发热。

挥发性是液态物质在低于沸点的温度条件下转变成气态的能力，以及一些气体溶质从溶液中溢出的能力。毒物的挥发性愈大释放在空气中毒物的浓度愈高，进入人体的可能性愈大。如苯、乙醚、三氯甲烷、四氯化碳等都是挥发性大的物质，对人体的危害也严重。具有较强挥发性的物质大多是低沸点的液态物质，如乙醇、乙醚、丙酮、氯仿、苯、二硫化碳、液溴等，氨水、浓盐酸、浓硝酸等都具有很强的挥发性，贮存这些物质时，应密闭保存并远离热源，防止受热后加快挥发。

一般来，说毒物沸点的高低与空气中毒物的浓度及危害程度成反比。金属熔炼和液态毒物加热，沸点低的易变成蒸汽。如铅的熔点为327.4℃，沸点为1620℃，加热到400℃以上时就有大量铅烟溢出，因而铅蒸汽对工人的威胁较大。

二、工业通风分类

工业通风措施就是采取有效的通风方法改善车间内的空气质量，在局部或整个车间把粉尘、化学有害气体、余热余湿等排出室外，并处理至达到排放标准后排放，把室外新鲜空气或净化空气送入室内。工业通风的分类如下所示。

$$
通风系统
\begin{cases}
按工作动力分类
\begin{cases}
自然通风系统 \\
机械通风系统
\end{cases} \\
按作用范围分类
\begin{cases}
全面通风系统 \\
局部通风系统
\end{cases}
\end{cases}
$$

自然通风是依靠车间外风力的风压和室内外空气温差的热压使空气流动，机械通风是依靠风机的动力使空气流动。

防止职业危害因素在车间内播散的最有效方法，是在污染物产生地点直接进行捕集，净化处理后排至室外，为局部排风。局部排风需要的风量小、效果好，设计时应优先考虑。如果由于生产条件限制、尘毒等有害物质来源不固定等原因，不能采用局部排风，或者采用局部排风后，尘毒浓度仍超过卫生标准，则可采用全面通风。全面通风措施即对全车间进行通风换气，用新鲜空气把全车间的有害物浓度稀释到卫生标准限值内。全面通风所需风量要比局部排风大得多。

（一）全面通风

全面通风用清洁空气稀释室内空气中的有害物，同时把污染空气排至室外，使室内空气中有害物浓度符合职业卫生标准规定。全面通风可分为稀释通风、单向流通风和均匀流通风、置换通风等。

稀释通风是对整个车间进行通风换气，用新鲜空气把车间的有害物浓度稀释到卫生标准限值以内。该方法所需的全面通风量较大，控制效果较差。

单向流通风是通过有组织的气流运动，控制有害物的扩散和转移。保证操作人员的呼吸区内，达到卫生标准的要求。具有通风量较小、控制效果较好等优点。

均匀流通风是指速度和方向完全一致的宽大气流进行的通风。利用送风气流构成的均匀流把室内污染空气全部排出和置换。气流速度原则上要控制在 $0.2 \sim 0.5 m/s$，能有效排出室内污染空气。主要应用于汽车喷漆室等对气流、温度、湿度控制要求高的场合。

置换通风是在有余热的房间，由于在高度方向上具有稳定的温度梯度，以较低的风速（0.2～0.5m/s），将送风温差较小（△t=2.0～4.0℃）的新鲜空气直接送入室内工作区，低温新风在重力下先下沉，随后慢慢扩散，在地面上方形成薄空气层，室内热源产生的热气流上升，卷吸周围的冷空气，后续新风的推动和排风口的抽吸，形成向上的均匀空气流动，使工作区的污浊空气被新风所取代。当达到稳定时，室内空气在温度、浓度上便形成上部混合区和下部单向流动的清洁区，这种通风方式称为热置换通风。热置换通风效果与送风条件有关，比传统的稀释通风方式更节能、通风效率更高。

1. 全面通风换气量

确定全面通风换气量包括两个方面，一是风量和污染物质量平衡，总进入量与总排出量相等：二是热平衡，总进入、总排出的能量平衡。

实际生产过程中，室内有害物的分布及通风气流往往难以均匀，混合过程也不可能在瞬间完成，即使室内平均有害物浓度符合卫生标准要求，有害物发生源附近空气中的有害物浓度仍然较高。为保证有害物发生源附近空气中有害物浓度控制符合卫生标准，实际需要的全面通风量要引入安全系数 K，计算公式则为：

$$L=\frac{Kx}{y_s-y_o} \ ，（m/s）$$

安全系数 K 是从多方面考量的通风量倍数，如有害物毒性、发生源分布及其散发的不均匀性、室内气流组织及通风的有效性等，精心设计的小型实验室可使 $K=1$，一般工业通风计算时通常取 $K=6$。不同通风车间，可查询有关暖通空调设计手册选用 K 值。

根据卫生标准的规定，当数种相似毒性作用的有害物同时放散时，考虑到其健康危害的叠加作用，全面通风量应按各种有害物分别稀释至卫生标准所需空气量的总和计算。同时放散不同种类的有害物时，全面通风量应分别计算稀释各有害物所需的风量，然后取最大值。

当放散的有害物数量不能具体计算时，全面通风量可参考类似房间换气次数的经验数值。换气次数是指通风量 L（m³/h）与通风房间体积 Vt 的比值，换气次数计算公式为：$n=L/Vt$（次/h）。

2. 全面通风的气流组织

气流组织是指对气流流向和均匀度按一定要求进行组织，也就是合理地布置送、排风口位置，分配风量，以及选用风口形式，对室内空气的流动形态和分布进行组织，形成合理的气流方向和通过路径，以达到用最小通风量实现最佳通风效果，满足工作场所空气质量的要求。全面通风的效果既与通风量有关，更与气流的组织密切相关。

采用全面通风方式时，工人应避开涡流区，避免受有害物影响，使室外新鲜空气流经工作区，再由排风口排出。如焊接作业时，单纯依靠厂房上部的排风机，无法有效排除烟尘，而在车间两侧增设送风机形成诱导气流，可显著改善通风效果。一般通风房间的气流组织有多种方式，设计时要根据有害物发生源位置、工人操作位置、有害物性质及浓度分布等具体情况来确定。

排风口尽量靠近有害物发生源或浓度高的区域，把有害物迅速从室内排出；送风口应尽量接近操作地点，送入的清洁空气要先经过操作地点，后经过污染区；使全车间内的送风气流均匀分布，减少涡流，避免有害物在局部积聚；当车间内同时散发热量和有害气体时，热设备上方常形成上升气流，一般应采用下送上的排通风方式，使清洁空气从车间下部进入，有害气体或余热从上部排出。对于气流均匀性的判定，一般以各捕捉点的风速偏差小于 50% 为标准。

采用全面通风方式时必须了解车间内的有害气体浓度分布。有害气体在车间内的浓度分布，与有害气体自身的密度、有害气体与室内空气的混合气体密度有关。当散发的有害气体密度较大时，静态有害气体沉积在下部空间，排风口应设在车间下部。车间内有害气体浓度多数较低，所致空气密度增加一般低于 0.30 ~ 0.40g/m³，空气温度变化所致气体密度变化值为 4.0g/m³。因此，只要室内空气温度分布有极小的不均匀，有害气体就会随室内空气一起运动。污染气体本身的密度大小对其浓度分布的影响相对较小。只有当室内没有对流气流时，密度较大的有害气体才会沉积在车间下部。此外，有些密度较轻的挥发物，如汽油、醚等，也会由于蒸发吸热，使周围空气冷却，与周围空气一起沉积。

根据设计规范，机械送风系统的送风方式应符合：放散热，或同时放散热、湿和有害气体的生产厂房等建筑物，采用上部排风或上、下部同时全面排风时，宜送至作业地带；放散粉尘或密度比空气大的气体或蒸汽，不放散热的生产厂房等建筑物，从下部排风时，宜送至上部地带；固定工作地点靠近有害物发生源，且不能安装有效的局部排风装置时，应直接向工作地点送风。

采用全面通风消除余热、余湿或其他有害物质时，应分别从室内温度最高、含湿量或有害物浓度最大的区域排风，并且排风量分配应符合：当污染气体和蒸汽密度比空气小，或在相反情况下，但车间内有稳定的上升气流时，宜从房间上部地带排出所需风量的2/3，从下部地带排出1/3；当污染气体和蒸气密度比空气大，车间内不会形成稳定的上升气流时，宜从房间上部地带排出所需风量的1/3，从下部地带排出2/3；房间上部地带排出风量不应小于每小时一次换气；从房间下部地带排出的风量，包括距地面2.0m以内的局部排风量。

3. 空气平衡和热平衡

空气平衡也称风量平衡，热平衡是指得热量与失热量相等。

1）空气平衡

在通风厂房中，不论采用何种通风方式，单位时间内进入室内的空气量应与同一时间内排出的空气量保持相等，即通风房间的空气量要保持平衡，为空气平衡或风量平衡。

通风方式有机械通风和自然通风两类。在未设置有组织自然通风的房间中，当机械进风量与排风量相等时，室内压力等于室外大气压力，室内外压差为零。当机械进风量大于机械排风量时，室内压力高于室外压力，室内为正压状态。反之，室内为负压状态。由于通风厂房不是非常严密，正压状态时室内空气通过房间的缝隙或门、窗等处渗到室外，称为无组织排风；负压状态时室外空气会渗入室内，称为无组织进风。为使相邻厂房不受影响，应充分利用无组织进风和无组织排风。清洁度要求高的房间应保持正压，产生有害物的房间应保持负压。冬季房间内的无组织进风量不宜过大，避免使操作者有吹风感、自然通风排风减少、燃烧炉出现逆火、排风扇工作困难，直至局部排风系统能力下降等。

2）热平衡

采取通风措施的工作场所应保持室内温度相对稳定，总得热量等于总失热量，室内热量平衡即热平衡。不同的工业厂房形式、通风方式有所差异，使得车间得热量、失热量差别较大。一般情形下，可通过高于室温的生产设备、采暖设备及送风系统等得到热量；通过围护结构、低于室温的生产材料及排风系统等损失热量。

为降低通风系统能耗，提高经济效益，车间通风系统可采取多种节能措施保持热平衡。例如，利用自然补风、不设机械送风、尽量减少局部排风量、冬季采用较高的送风温度、净化后的空气再循环利用、补充局部排风系统排出的风量、设置排风余热的回收装置等。

实践中的通风情形复杂，有时进风和排风同时有几种形式和状态，有时要根据排风量确定进风量，有时要根据热平衡条件确定送风参数等。

4. 全面通风系统组成

全面送风系统包括室外空气过滤器、加热器、通风机、通风管网、出风口，以及保湿、旁通、启动、调节等各种阀。夏季需要降温的车间，可将空气加热器用作空气冷却器；供给冷冻水，进行空气冷却处理。

使用屋顶通风机进行全面通风时，可直接安装于屋顶供进风或排风用。屋顶通风机广泛用于各类工业与民用建筑的全面通风换气。老式生产厂房大都在上部设有天窗进行排风。在集中采暖地区，冬季开启天窗导致车间热损失很大，关闭天窗导致烟尘和有害气体不能及时排除；在南方地区，阴雨天室外气压较低，天窗排烟困难。屋顶通风机可克服以上缺点，可根据需要随时启停。

5. 事故通风

生产场所发生事故或故障时，有可能突然散发大量有毒气体或有爆炸性的气体，应设置事故排风系统。事故排风的风量应根据工艺设计计算确定，或按每小时不小于房间全部容积的 8 次换气量确定。

GBZ 1 对事故通风的要求主要包括可能突然溢出大量有害物质，或易造成急性中毒，或易燃易爆的化学物质的室内作业场所，应设置事故通风装置及与事故排风系统相连锁的泄漏报警装置。

事故通风宜由经常使用的通风系统和事故通风系统共同保证，但在发生事故时，必须保证能提供足够的通风量。事故通风的风量宜根据工艺设计要求通过计算确定，但换气次数不宜 < 12 次 /h。事故通风机的控制开关应分别设置在室内、室外便于操作的地点。

事故排风的进风口（室内排风口）应设在有害气体或有爆炸危险的物质放散量可能最大或聚集最多的地点。对事故排风的死角处，应采取导流措施。

事故排风装置排风口的设置应设在安全处，远离门、窗及进风口和人员经常停留或经常通行的地点；排风口不得朝向室外空气动力阴影区和正压区；有爆炸危险的可燃气体、粉尘或气溶胶等物质的工作场所，应设置防爆通风系统或事故排风系统。

事故排风不设进风系统补偿，而且一般不进行净化处理。事故排风的室外排放口应高于 20m 范围内最高建筑物的屋面 3.0m 以上。当其与机械送风系统进风口的水平距离小于 20m 时，应高于进风口 6.0m 以上。

（二）局部通风

局部通风系统分为局部送风和局部排风，其利用局部气流，使工作地点不受有害物的影响，从而创造良好的空气环境。

1. 局部排风系统

局部机械通风是对生产场所局部产生的粉尘、有害气体等通过通风措施排出或净化排出，使局部作业环境得到改善，是工业生产中控制粉尘和有害气体扩散、消除粉尘和有害气体危害的最有效办法。局部排风系统主要由局部排风罩、通风管道、净化设备、风机构成。

局部排风罩用来捕集有害物，排风罩的性能对局部排风系统的技术经济指标有直接影响。性能良好的局部排风罩，如密闭罩，只要较小的风量就可以获得良好效果。针对不同的生产设备和工艺，可以选择适合的排风罩形式。

通风系统中输送气体的管道称为风管，把系统中各种设备或部件连成整体。为提高系统的经济性，应合理选定风管的截面形状、管中气体流速、管路走向。风管通常用表面光滑的材料制作，如薄钢板、聚氯乙烯板，有时也用混凝土、砖等材料。

为防止大气污染，当排出的工业污染物超过环境排放标准时，必须用净化设备处理，达到排放标准后，排入大气。净化设备分除尘器和污染气体净化装置2类。

风机的作用是向机械排风系统提供空气流动的动力。为防止磨损和腐蚀，通常将风机放在净化设备后面。

2. 局部送风系统

对于面积大、操作人员少的生产车间，用全面通风的方式改善整个车间的环境空气既困难又不经济。如某些高温车间，不能对整个车间进行降温，但可以向局部工作地点送风，降低工作地点的空气温度，改善岗位空气环境，这种通风方法称为局部送风。

局部送风装置有风扇、喷雾风扇和系统式局部送风装置。分散式局部送风可以使用轴流风扇、喷雾风扇对室内空气再循环，也可以采用蒸发冷却机组处理室外空气进行送风。局部送风系统可将空气经集中处理后送入工作区。

风扇：在辐射强度小、空气温度 ≤ 35℃的车间，采用各种风扇增加工作地点的风速，帮助人体散热。工作地点的空气温度＞36.5℃时，采用再循环风扇，通过对流使人体得热而非散热。工作地点的风速要求：轻作业 2 ～ 4m/s，中作业 3 ～ 5m/s，重作业 4 ～ 6m/s。产尘车间不宜采用风扇，以免高速气流引起粉尘飞扬。

喷雾风扇：喷雾风扇是在普通的轴流风机上加甩水盘，向甩水盘供水，在离心力的作用下，风机转动时甩水盘上的水沿切线方向甩出，形成许多细小的水滴，随气流一起吹出。水滴在空气中蒸发，吸收周围空气的热量，有降温作用，工作地点风速不应大于 3.0～5.0m/s。喷雾风扇只适用于温度高于 35℃、辐射强度高、细小雾滴对工艺过程无影响的作业地点。

系统式局部送风装置：工作地点辐射强度高、空气温度高、工艺条件又不允许有水滴，或散发的有害气体和粉尘不允许采用再循环空气时，采用系统式局部送风装置，空气要经过冷却处理。系统式局部送风系统与一般的送风系统的区别是送风口的结构不同，采用的送风口称为"喷头"，是一个渐扩管，适用于工作地点比较固定的场合。旋转式喷头，通过转动任意调整气流方向，适用于工作地点不固定的场合。系统式局部送风装置不得将有害物质吹向人体；吹风气流应从人体前侧上方倾斜吹向人体的上部躯干，使人体上部处于新鲜空气的包围中。必要时也可由上向下垂直送风；送到人体的有效气流宽度宜为 1.0m，室内散热量小于 23W/m² 的轻作业可为 0.60m；工人活动范围较大时，宜采用旋转送风口。

行车司机室送风降温：冶炼、铸钢等热作业车间的行车司机室位于车间上部，夏季操作室气温可达 40℃以上，还伴有强烈的辐射、粉尘和有毒气体，工作环境职业危害严重。行车司机室必须密闭隔热，采用小型局部送风装置向司机室送风。可使用包括压缩冷凝机组和空气冷却器的冷风机组，保证行车司机室夏季可维持在 30℃左右。

对生产车间采用通风工程措施时，应根据生产工艺和有害物质的散放特点，尽可能采用局部通风。若局部通风不能满足卫生要求，或工艺条件不允许设置局部通风时，才考虑采用全面通风。有些生产车间（如铸造、烧结等），工艺设备比较复杂，车间内同时散发粉尘、有害气体、热和湿等，进行通风设计时，必须全面考虑各种有害物的散发情况，综合运用各种通风方式。例如，铸造车间一般采用局部排风捕集粉尘和有害气体，用全面自然通风消除散发到整个车间的热量及部分有害气体，同时对个别高温工作地点（如浇注、落砂）用局部送风装置进行降温。单纯采用某一种通风方式通常不能经济合理地解决整个车间职业危害问题。

三、局部排风罩

局部机械排风通过各种排风罩实现，通过局部排风罩口的气流运动，在有害物质散发地点直接捕集或控制扩散，保证工作区有害物浓度符合国家职业卫生标准。局部排风罩按照工作原理分为密闭罩、柜式罩（通风柜）、外部吸气罩（上吸式、侧吸式、下吸式、槽边罩等）、接受式排风罩、吹吸式排风罩等。

局部排风罩的设置，应尽可能靠近有害物发生源，以减小其吸气范围，便于捕集和控制；排风罩的吸气气流方向应尽量与有害气流运动方向一致；含有害物的气流不得通过呼吸带，气流组织应考虑操作人员的位置和活动范围；应结构简单、造价低，便于制作安装和拆卸维修；还要与生产工艺相协调，不影响操作；要尽可能避免或减弱干扰气流，如穿堂风、送风气流等对吸气气流的影响。

1. 密闭罩

能将有害物限制在罩内，从罩外吸入空气，将罩内含有害物的空气由排风口排出。用较小排风量就能有效控制有害物扩散，且不受周围气流的影响。缺点是会影响设备检修，有时看不到罩内的工作状况。

防尘密闭罩形式多样，分为固定式和移动式。如小型振动落砂机常采用固定式密闭罩，大型振动落砂机、大型设备焊接作业区域等场所多采用移动式密闭罩。密闭罩将尘源密闭后，要防止粉尘外逸，就要通过排风使罩内保持负压。排风口位置根据生产设备特点及含尘气流运动规律来确定，应设在罩内压力最高的部位。还要避免把颗粒式物料吸入通风系统，增加除尘器的负担。罩口风速不宜过高，通常对于筛落的极细粉尘为 0.4 ～ 0.6m/s，粉碎或磨碎的细粉尘＜ 2.0m/s，粗颗粒粉尘＜ 3.0m/s。

2. 柜式排风罩

结构和密闭罩相似，可敞开一面。小型柜式罩常用于化学实验室、小零件喷漆等。大型柜式罩可容纳操作人员在柜内工作，主要用于大件喷漆、粉料装袋等。柜式排风罩分为吸气式和吹吸式 2 类。吸气式通风柜单纯依靠排风的作用，在工作孔上造成一定的吸入速度，防止有害物外溢。吹吸式通风柜可隔断室内干扰气流，防止柜内形成局部涡流，使有害物得到较好控制。通风柜工作孔上的控制风速一般应 > 0.4m/s。

通风柜上工作孔的气流速度应分布均匀，以避免有害气体逸出。具体方法是冷过程通风柜可下部排风，热过程通风柜必须在上部排风，发热量不稳定的过程可以上下均设排风口，调节上、下排风量的比例，使工作孔的速度分布比较均匀。

3. 外部吸气罩

受到工艺限制，生产设备不能密闭时，可把排风罩设在有害物发生源附近，依靠罩口的抽吸作用，在散放点造成气流运动，把有害物吸入罩内，称为外部吸气罩。为保证有害物全部吸入罩内，必须在距吸气口最远的散发点（即控制点）造成适当的空气流动，控制点的空气运动速度称为控制风速。根据流体力学，点汇吸气口外某一点的空气流速与该点至吸气口距离的平方成反比，因此，罩口应尽量靠近毒物发生源，减小其吸气范围。控制点风速根据有害物质放散速度确定，一般应 > 0.25m/s，高速放散的毒物则应达到 2.5m/s 以上。

外部吸气罩应减少横向气流的影响和罩口的吸气范围，工艺条件允许时，应在罩口四周设固定或活动挡板；罩口风速分布对排风罩性能有较大影响，罩口扩张角 $\alpha = 30° \sim 60°$ 时，阻力最小。

4. 接受式排风罩

生产过程或设备本身产生或诱导气流运动，带动有害物质一起运动时，如高温热源上部的对流气流及砂轮磨削时抛出的磨屑和大颗粒粉尘所诱导的气流等，将排风罩设在有害气流前，使其直接进入罩内，称为接受罩。接受罩外形与外部吸气罩相同，但作用原理不同，接受罩的排风量取决于接受的有害气流空气量的大小。

热源上部可形成热射流，如炼钢炉炉顶散发的热烟气、高温设备表面对流散热时形成的热射流。当热物体和周围空气有较大温差时，通过对流散热形成热射流，在热源上部形成快速上升气流。理论上，如果接受罩的排风量等于罩口断面上热射流的流量，接受罩的断面尺寸等于罩口断面上热射流的尺寸，有害气流就能全部排除。实际上由于受到横向气流的影响，生产中采用的接受罩，罩口尺寸和排风量都应适当加大。

5. 槽边排风罩

是外部吸气罩的一种特殊形式，用于各种工业槽，在槽边上设条缝形吸气口，不影响工人操作。可单侧、双侧、周边设置，槽过大时还可设置为吹吸式排风罩。条缝式槽边罩广泛应用于电镀车间的自动生产线上。

6. 吹吸式排风罩

外部吸气罩口外气流速度快速衰减，当罩口距离污染源较远时，需要更大排风量使控制点达到所需风速，可利用射流作为动力，把有害物吹送到排风罩口，或利用射流阻挡、控制污染物扩散。这种把吹和吸结合起来的通风方法称为吹吸式通风，即依靠吹、吸气流的联合作用控制和输送有害物，优点有风量小、控制效果好、抗干扰能力强、不影响工艺操作等，近年来得到了广泛应用。吹吸气流既可以控制单个设备，还可以对整个车间进行有效控制。利用吹吸作用把有害物控制在某区域、通过单向流通风的均匀气流排出，控制效果好，送、排风量少。

四、通风管道

通风管道是通风系统的重要组成部分，应确保风量，合理确定风管布置和尺寸，以确保运行效果。通风管道主要考虑风管内空气流动的阻力，包括摩擦阻力和局部阻力。

风管内空气流动时，由于空气本身的黏滞性及其与管壁间的摩擦而产生的沿程能量损失，称为摩擦阻力或沿程阻力；空气流经风管中的管件及设备时，流速的大小和方向变化，以及产生涡流造成比较集中的能量损失，称为局部阻力。

1. 系统阻力

摩擦阻力与空气在风管内的流动状态和风管管壁的粗糙度有关，可根据不同材料的系数、流速、管径等进行计算。局部阻力主要来源于断面变化的管件（如各种变径管、风管进出口、阀门)、流向变化的管件(弯头)和流量变化的管件(如三通、四通、风管的侧面送、排风口)等。局部阻力在通风系统中所占比重较大,为减小局部阻力,通常应着重评价弯头、三通、立管、连接等环节。

弯头:通风管道应尽量取直线,减少弯头。圆形风管弯头的曲率半径一般应在2倍管径以上;矩形风管弯头断面的长宽比愈大,阻力愈小;如采用矩形直角弯头,应在其中设导流片。

三通:三通管内流速不同的气流汇合时发生碰撞、气流速度改变时形成涡流造成局部阻力。合流三通内直管的气流速度大于支管的气流速度时,会发生直管气流引射支管气流的作用,流速大的气流会引射流速小的气流,即流速大的气流失去能量,流速小的气流得到能量。引射过程会有能量损失,为减小三通的局部阻力,应避免出现引射现象;减小支管和干管的连接夹角;尽量使支管和干管内的流速保持相等。

排风立管出口:通风排气如不需要通过大气扩散进行稀释,应降低排风立管的出口流速,以减小出口动压损失。

管道和风机的连接:尽量避免在接管处产生局部涡流。

风管的摩擦阻力:

$$H_m = \frac{\lambda}{D} \cdot \frac{\rho v^2}{2} \cdot l, \ Pa$$

式中:H_m——摩擦阻力,Pa;

λ——摩擦阻力系数;

D——风管直径,m;

ρ——含尘气体或有害气体密度,kg/m³;

v——风管中气体流速,m/s;

l——风管长度,m。

气流流经通 D 风管道部件(弯头、三通、变径管、阀门、出口)的局部,局部阻力的计算式：

$$Z = \xi \frac{\rho v^2}{2}, \text{Pa}$$

式中：ξ——局部阻力系数

系统总阻力（除尘器或净化器阻力）：

$$H_{总} = \sum_{i-1}^{m} H_m + \sum_{j-1}^{n} Z + \Delta P$$

式中：i——系统中管段数，个；

j——系统局部阻力数，个。

2. 管道系统

当车间内多个地点有不同的送、排风要求，或车间面积较大时，常分设多个送、排风系统。由一台风机与连在一起的管道和设备构成一个系统。

通风管道系统的设置，空气处理要求相同、室内参数要求相同，或者生产流程、运行班次和运行时间相同，可设置为一个通风系统。

单独设置排风系统：两种以上的有害物质混合后能引起燃烧或爆炸，混合后能形成毒害更大或腐蚀性的化合物，混合后易使蒸汽凝结并积聚粉尘，散发剧毒化学物质的房间和设备，建筑物内设存储易燃易爆物的单独房间或有防火防爆要求的单独房间。

除尘管道系统：同一生产流程、同时工作的扬尘点相距不远时，或同时运行而粉尘种类不同且工艺允许不同粉尘混合，设一个系统；温湿度不同的含尘气体，混合后可能导致风管内凝结的，应分设系统。

3. 风管布置

风管的布置关系到通风系统的效率。除尘系统的排风点不宜过多，以避免支管间阻力不平衡。排风点多时可用集合管连接支管，并在集合管下设卸灰装置。

除尘风管应垂直或倾斜敷设，倾斜夹角大于45°。如必须水平敷设或倾角小于 30° 时，应采取加大流速、设清扫口等补充措施。输送含有蒸汽、雾滴的气体时，排风管道应有不小于 5% 的坡度，以排除积液，并在风管的最低点和风机底部装设水封泄液管。为防止除尘风管堵塞，管径应符合：细小粉尘 80～100mm，较粗粉尘 100～120mm，粗粉尘 120～150mm。

排除含有剧毒物质的正压风管，不得穿过其他房间。

风管上设置调节和测量装置（如阀门、压力表、温度计、风量测定孔和采样孔等）或预留安装测量装置的接口。调节和测量装置应设在便于操作和观察的地点。

4. 风管材料

通风管道的材料有钢板、聚氯乙烯板、胶合板、纤维板、矿渣石膏板、砖及混凝土等。需要经常移动的风管，大多用柔性材料制成软管，如塑料软管、橡胶管及金属软管等。

最常用材料是钢板，易于工业化加工、安装方便、能承受较高温度。镀锌钢板具有一定的防腐性能，适用于空气湿度较高或室内潮湿的通风系统。除尘系统管壁磨损大，常用 3.0～5.0mm 厚度钢板，一般通风系统采用 0.50～1.5mm 厚度。硬聚氯乙烯板适用于有腐蚀性的通风系统。砖混等材料风管，用于与建筑、结构配合的场合，耐用但阻力较大，纺织厂可利用建筑空间组合成通风管道，断面较大，降低流速、减小阻力，可以在风管内壁衬贴吸声材料，降低噪声。

风管保温：风管在输送空气过程中冷、热量损耗大，或者为防止风管表面结露，需要对风管进行保温。常用岩棉、玻璃棉、阻燃聚乙烯泡沫塑料、硬质聚氨酯泡沫塑料、橡塑海绵等。

通风系统气流中可燃物含量达到爆炸浓度，遇到电火花、金属碰撞引起的火花或其他火源可能引发爆炸。气流中如含有糖、面粉、煤粉等时，还要采取措施防火防爆，包括加大风量、防止可燃物积聚、选用防爆风机、设防爆门等。

5. 进、排风口

进风口是通风系统采集室外新鲜空气的入口，应设在室外空气较清洁的地点，空气中有害物质浓度不应大于室内作业地点接触限值 30%；尽量设在排风口的上风侧，低于排风口；进风口的底部距室外地坪不宜低于 2.0m，当布置在绿化地带时不宜低于 1.0m；应避免进风、排风短路；降温用的进风口宜设在建筑物的背阴处。

排风口，一般通风用排气立管出口至少应高出屋面 0.50m；通风排出的有害物质必须经大气扩散稀释时，排风口应位于建筑物气流负压区和正压区以上；要求在大气中扩散稀释的排风，其排风口上不应设风帽；排放大气污染物时，排气筒高度应遵守《大气污染物综合排放标准》的排放速率标准值，还应高出周围 200m 半径范围内的建筑 5.0m 以上。

五、自然通风

自然通风是利用自然风动力和存在温差的空气循环动力进行通风，不需消耗机械动力。产生大量余热车间的通风降温，通风动力以热压作用为主、室外风力为辅，实现自然通风。自然通风易受室外气象条件的影响，尤其是室外风力很不稳定，所以主要用于热车间排除余热的全面通风。某些发热设备也采用自然通风进行局部排风。自然通风，包括风压自然通风与热压自然通风 2 种方式。

风压自然通风的通风动力，来自建筑物外墙上的窗孔两侧的压力差 ΔP。和远处未受扰动的气流相比，由于风的作用在建筑物表面所形成的空气静压力变化称为风压。风压的计算式为：

$$\Delta P = \xi \frac{v^2 \rho}{2}$$

式中：ΔP——窗孔两侧的压力差，Pa；

v——空气流过窗孔时的流速，m/s；

ρ——空气密度，kg/m^3；

ζ——窗孔的局部阻力系数。

根据窗孔两侧压力差 ΔP 和窗孔面积 F 可以求得通过该窗孔的空气量 G。在实际通风计算时仅考虑热压的作用，风压一般不予考虑。但必须定性地考虑风压对自然通风的影响。

热压自然通风的通风动力来自温差所致空气压力差。利用室内外的空气温度差或者窗孔之间的高差，产生热压作用形成自然通风。只有一个窗孔时也可形成自然通风，此时窗孔的上部排风、下部进风、相当于两个窗孔连在一起。

当不同高度或室内外空气温度分别为 T_i、T_o，且 $T_i > T_o$，则空气密度 $\rho_i < \rho_o$。

$$\frac{T_i}{T_o} = \frac{\rho_o}{\rho_i}$$

空气热压的计算式：$\triangle P = H(\rho_o - \rho_i)g$

式中：$\triangle P$——热压，Pa；

H——进风口与排风口高差，m；

ρ_o——室外空气密度，kg/m^3；

ρ_i——车间内空气密度，kg/m^3；

g——空气的重力加速度，m/s^2。

避风天窗及风帽：避风天窗是为避免室外风通过天窗迎风面发生倒灌。在天窗上增设挡风板，保证天窗排风口在任何风向下都处于负压区，称为避风天窗。常用避风天窗有矩形天窗、下沉式天窗、曲线形天窗等。也可在自然排风系统出口处设置避风风帽。

评价自然通风措施的效果时，应根据建筑形式、总平面布置、工艺布置等进行综合判定。

建筑形式：以自然通风为主的热车间应尽量采用单跨厂房，增大进风面积；迎风面和背风面外墙开孔面积占总面积 25% 以上，车间内部阻挡较少时，室外气流在车间内的速度衰减较小，能横贯整个车间，形成"穿堂风"，有利于人体散热，在南方冷加工车间广泛采用，有些热车间也把穿堂风作为主要降温措施，采用穿堂风时应将主要热源布置在夏季主导风向的下风侧。某些电解类生产车间，需要降低工作区温度，稀释有害物浓度，厂房采用双层结构,将电解槽布置在二层，两侧的地板上，设置进风格板，室外新鲜空气由侧窗和格板直接进入工作区。自然通风应降低进风侧窗离地高度，不宜超过 1.2m，夏热地区为 0.6～0.8m，集中采暖地区冬季自然通风的进风窗应设在 4m 以上，以便室外气流到达工作区前能和室内空气充分混合。利用天窗排风的厂房，夏热地区室内散热量 > 23W/m²、其他地区室内散热量 > 35W/m² 时，应采用避风天窗。在多跨厂房中应将冷热跨间隔布置，尽量避免两个热跨相邻。多跨厂房可利用相邻冷跨的天窗或外墙孔洞进风，但污风空气中危害因素浓度应小于其接触限值的 30%。

厂房总平面布置：采用自然通风厂房，迎风面与夏季主导风向应呈 60°～90°角，不宜小于 45°，避免大面积外墙和玻璃窗受到西晒，夏热地区的冷加工车间应以避免西晒为主。室外风吹过建筑物时，迎风面的正压区和背风面的负压区都会延伸一定距离，距离的大小与建筑物的形状和高度有关，在此距离内的低矮的建筑物会受到影响，应有适当距离保证低矮建筑物正常进排风。

工艺布置：采用自然通风的热压厂房，应尽量将散热设备布置在天窗下方；散热量大的热源应尽量布置在厂房外面，夏季主导风向的下风侧；布置在室内的热源，应采取有效的隔热措施；当热源靠近生产厂房一侧的外墙，外墙与热源间无工作点时，热源应尽量布置在该侧外墙的两个进风口之间。

六、工业通风的测量与评价

对于通风系统的通风除尘排毒效果进行评价时，必须按相应规范的要求对通风系统的管道、局部排风罩、全面通风换气量等进行测量，才能评价其效果是否有效。通风系统的测量规范或依据有 GB/T 16758、WS/T 757、WS/T 752 等。

工业通风的评价内容主要有：①通风设施设置情况的符合性与合理性评价；②防护设施的有效性，如有害因素浓度是否符合职业接触限值的规定；③通风系统的性能测试，测量参数主要有通风系统管道内的风压、风速、风量等，局部排风罩的罩口风速、控制点风速、排风量，全面通风的新风量和换气次数等。

（一）通风系统管道测量与评价

空气在风管中流动时，阻力和流速变化导致空气的压力也不断变化。空气在管内的流动规律为，风机的风压等于风机进、出口的全压差，即等于风管总阻力。吸入段管道内的全压和静压均为负值，在风机入口处负压最大；风机压出段的全压和静压一般情况下均是正值，在风机出口正压最大。通风管道内压力分布如图3.1所示。

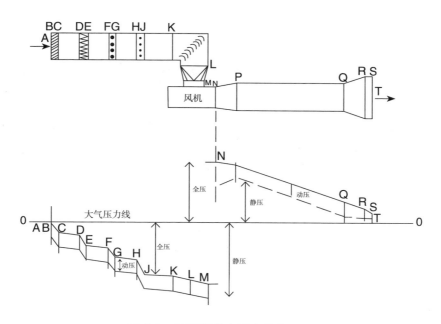

图 3.1　通风管道内压力分布

1. 测量位置与测量仪器

在通风管道系统测量中，通风管道内的风速及风量，通过测量压力换算，是常用的测量方法，精度高。测量管道气体压力值，要正确使用测压仪器，合理选择测量断面，减少气流扰动的影响。测量断面应选择在气流平稳的直管段，在弯头、三通等异形部件前部大于管道直径2倍处或后部大于管道直径4～5倍处。测定动压时如出现零或负值，则表明气流不稳定，该处不宜作为测定断面。

气流速度在管道断面上分布不均匀，压力分布也不均匀。在同一断面上要多点测量，求出该断面平均值。矩形管道可将管道断面划分为若干等面积的小矩形，测点布置在每个小矩形的中心，小矩形边长 200mm。圆形管道在同一断面设置 2 个彼此垂直的测孔，并将管道断面分成多个等面积同心环，根据管径大小同心环可为 2～6 个不等。测点愈多，测量精度愈高，但工作量增大。

风速仪有压差式、叶轮式、热球式。压差式是流体力学中测量流速的经典方法，主要依靠皮托管和压差计测量出动压，再根据伯努利方程算出流速，检出限低，灵敏度高，但对流场均匀性要求较高，在环境中测量时容易因为流场不均匀而测不准，因此主要用于管道内风速测量。热球式风速仪的感应探头铂丝、镍铬丝或陶瓷热柱被空气带走热量，根据探头温升大小测出气流速度，灵敏度高，量程较大，适应环境测量，缺点是探头脆弱易损坏。叶轮式主要靠风吹动叶轮转动来测量风速的数值，常用的叶轮式风速计，叶轮直径较大，只能直接在叶轮盘上读数，不能远距离测定，不能在通风管内使用；旋桨叶轮式风速计采用了光纤式旋桨流速传感器，可同时测定气流的温度值，显示瞬间流速和温度，经过运算并可显示采样时间内的平均流速、工况流量和标况流量（预先将管道横截面积、取样时间、当地大气压力等参数输入），测定的温度范围为 0～150℃、0～250℃，流速范围为 0.5～30m/s、4.0～50m/s。

管内压力的测量仪器有微压计和测压管（L 型、S 型），配合测得管道内压力。常用 L 形皮托管和数字式压差计，测压管的管头应迎向气流，其轴线与气流平行。一般采用斜管式微压计，用测压管、微压计测量风速时，气流速度不能小于 5.0m/s。流速过小，误差较大。测得断面各点压力值，求出该断面的平均值。

皮托管易被含尘气流堵塞，仅适用于无尘气流测量，测量含尘气流动压常用 S 形皮托管，由 2 根金属管组成，前端为方向相反的开口，分别朝向气流和背向气流，要考虑修正系数。不同的 S 形测压管，修正系数不同。一般在 5.0～30m/s 的流速范围内校正。S 形测压管开口大、管径粗，流速低时测量误差大。应注意测压孔的方向性，必须和校正朝向一致。

在同一断面上静压变化较小，静压测定除用皮托管外，也可直接在管壁上开凿小孔测得。在不产生堵塞的情况下，静压孔的直径尽量缩小，一般不宜超过

2.0mm。钻孔必须与通风管壁垂直，在圆孔周围不应有毛刺。

数字式压差计是利用压力敏感元件（简称压敏元件）将被测压力转换成各种电量，如电阻、频率、电荷量等来实现测量的。该方法具有较好的静态和动态性能，量程范围大、线性好，便于进行压力的自动控制，尤其适合用于压力变化快和高真空、超高压的测量。主要有压电式压差计、电阻式压差计、振频式压差计等。

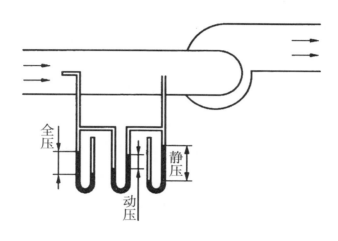

图 3.2　管道内压力测量示意

含尘气流的测量是对高温烟气通风管道，使用烟气分析仪，测量参数包括管道内的动压、静压、风速、风量，烟气温度、湿度，烟气中 NO_x、SO_2、CO、O_2、CO_2 等化学物浓度，适合高温、高湿、低浓度排放等现场监测。

2. 管道风速测量与风量计算

管道内风速的测量方法主要是间接法计算，也可通过直读仪测量。通过微压计测得的管道压力可计算得到管道内的气流速度，如管道某点动压 P_d，用下式计算该点流速 ν_0。

$$\nu = \sqrt{\frac{2P_d}{\rho}}$$

式中：P_d——断面动压，Pa；

ρ——管道内气体密度，kg/m³。

平均流速是断面上各测点流速的均值，即：

$$v = \sqrt{\frac{\rho}{2}} \left(\frac{\sqrt{P_{d1}} + \sqrt{P_{d2}} + \cdots\cdots \sqrt{P_{dn}}}{n} \right)$$

式中：n——测点数。

管道风量，通过断面平均流速，按下式计算管道通风量 L：

$$L = v \cdot F (\text{m}^3/\text{s})$$

式中：F——管道断面积，m²。

直读式测量，使用热球式热电风速仪或旋桨叶轮式风速计，可直接测得管道内风速。

气体在管道内的流速、流量与大气压力、气流温度有关，应同时测量气流温度、大气压力。

3. 确定合理风速

通风管道内的气流速度对通风效果影响最大，流速高，风管断面小，系统阻力大，动力消耗增大，运行费用增加，对除尘系统增加设备和管道的磨损；流速低，阻力小，动力消耗少，但风管断面大，占用空间大，而且除尘系统管道内流速过低可能导致粉尘沉积堵塞管道，因此必须通过全面的技术经济比较选定合理的流速。工业建筑采用机械通风时，一般通风系统常用空气流速为，干管 6～14m/s，支管内 2～8m/s，室内送风口 1.5～3.5m/s，室内回风口 2.5～3.5m/s。《卫生工程手册》推荐除尘风管内风速为：极轻细尘 10m/s，微细轻尘 15m/s，中等大小工业粉尘 18m/s，粗尘 20～23m/s，重尘 25m/s。除尘系统风管内的空气流速也可参考下表推荐值。

表 3.3 除尘风管内的最小风速

单位：m/s

粉尘种类	粉尘名称	垂直风管	水平风管
有机粉尘	棉絮	8	10
	纺织尘、锯末、谷物尘	10	12
	麻尘	11	13
	木屑	12	14
	大块木屑	14	16
无机粉尘	煤尘	11	13
	石棉尘、水泥尘	12	18
	黏土尘	13	16
	耐火材料尘、石灰石尘、焦炭尘	14	18
	金刚砂尘、刚玉粉	15	19
	灰土、矽尘	16	18
	干细型砂	17	20
	铅尘	20	26

（二）局部排风罩测量与评价

局部排风罩测量的主要参数是罩口风速或控制面风速、控制点风速、排风罩的排风量等，可使用各种直读仪直接测量罩口风速，也可通过测量排风罩上端管道内的动压、静压计算管道风速（＞5m/s 时），用罩口风速或管道内风速计算排风罩的排风量。

1. 罩口风速测量

排风罩罩口风速测定，可采用匀速移动法和定点测定法进行测量。匀速移动法用于较小罩口（＜0.3m²），使用叶轮式风速仪，测量范围为 0.3～40m/s，在罩口按一定路线缓慢移动，测量平均风速。定点测量法使用热电式风速仪，按罩口断面面积大小划分不同区域，测量断面各点的风速，再计算罩口平均风速。对于规则型罩口或使用可调节风量罩时，定点测量法也可采用风量罩，直接测量出罩口的平均风速和风量。

排风罩连接风管内平均风速测量，可采用动压法或静压法测量，测量位置按相关规定（GB12138）执行。动压法是通过罩口上端断面各点动压 Pd 计算排风罩排风量。静压法是在风管距离短，无稳定测定断面时采用，通过静压计算排风罩的风量，需已知排风罩的流量系数、管口处的静压。排风系统有多个形式相同的排风罩，可先测量各排风罩的流量系数 μ 值，再计算各排风罩要求的静压，调整各排风罩的排风量。

静压法测量局部排风罩风量公式：

$$L = \mu \ \frac{\pi \cdot D^2}{4} \sqrt{\frac{2|P_j|}{\rho}}$$

式中：μ ——排风罩流量系数；

D ——排风罩连接风管直径，m；

P_j ——断面静压，Pa；

ρ ——管道内气体密度，kg/m³。

2. 控制点与控制面风速测量

局部排风设施是否有效，控制点风速是关键判断指标。控制点风速测量可按 GB/T 16758、WS/T 757 等标准，使用热电式风速仪测量。测量前应首先确认测量点气流组织的方向性，测量时应避免干扰气流，风速仪应具有方向性，有多个控制点时应测量各点平均风速。测量控制面风速，如密闭罩进风口、柜式罩开口面、接受罩开口面等，检测结果应采用断面的最小平均风速。

3. 风速与风量评价

局部机械排风就近将尘毒抽吸排出，局部排风罩的选用型式、安装方式等与通风除尘排毒效果相关，对局部排风罩进行评价，除判断其选用的排风罩类型、安装位置、排风方向等是否合理以外，对其通风效果的判定，主要是通过测量罩口风速、控制点风速、排风量等参数，判断其是否达到设计要求，有效排出粉尘或有害气体。

排风罩控制有害物的效果主要取决于排风罩的结构参数，排风罩吸风口的气流运动规律（气流结构、风速分布）和排风量是关键参数。对于控制风速的评价，可参考 WS/T 757、GB 50019、GB 50073 等国家标准，以及有关工业通风的专业教材等推荐的数值。

表 3.4　各种排风罩的结构特点、应用场所、风速、排风量

类型	结构特点	应用场所	风速／（m/s）	排风量／（m³/s）
密闭罩	有害物被密闭在罩内，排风量小，控制有害物的效果好	有害物危害较大，控制要求高的场合	罩口风速不宜过高；极细粉尘 0.4～0.6；粉碎或磨碎的细粉＜2；粗颗粒物料 3	$L=L_1+L_2+L_3+L_4$ L_1：物料下落的诱导空气量 L_2：从孔口或缝隙吸入的空气量 L_3：因工艺需要鼓入罩内的空气量 L_4：在生产过程中因受热使空气膨胀或水分蒸发而增加的空气量
柜式罩	一面敞开作为工作面，其他面均密闭，敞开面上保持一定风速，使柜内有害物不溢出	化学实验室操作台等污染的通风；上吸气式用于热过程，下吸气式用于冷过程且有害物的密度较大	无毒物 0.25～0.375；有毒或有危险化学物 0.4～0.5；剧毒或少量放射毒物 0.5～0.6	$L=L_1+\nu \cdot F \cdot \beta$ L_1：柜内污染气体的发生量 ν：工作孔口上的控制风速 F：工作孔口及缝隙总面积 β：安全系数，取 1.1～1.2

表3.4（续）

类型	结构特点	应用场所	风速／（m/s）	排风量／（m³/s）
外部吸气罩	罩位于有害源附近，依靠罩口抽吸作用将有害物，安装维护方便，但排风量大，控制有害物效果相对较差	因工艺或操作条件的限制，不能将污染源密闭的场合	控制点风速，依据有害物散放速度：微速放散 $0.25\sim0.5$；较低初速放散 $0.5\sim1.0$；较大速度散放 $1.0\sim2.5$；高速散放 $2.5\sim10$	伞形罩：$Q=3600F\nu_0$ 无障碍、无边的圆形罩口： $L=\nu_0F=(10x^2+F)\nu_x$ 无障碍、有边的圆形罩口： $L=\nu_0F=0.75(10x^2+F)\nu_x$ 工作台上侧吸罩：$L=(5x^2+F)\nu_x$ 有障碍外部罩：$L=KPH\nu_x$ ν_0：罩口风速 x：罩口离控制点的距离 F：罩口面积 P：排风罩口敞开面的周长 H：罩口至污染源的距离 ν_x：边缘控制点控制风速 K：安全系数，常取 1.4
接受式排风罩	罩口直接对着具有一定速度的有害物混合气流的运动方向	用于热工艺过程，砂轮磨削等，有害物具有定向运动的污染源	扩大面积上的空气吸入速度：$0.5\sim0.75$	$L=Lz+\nu'F$ Lz：罩口断面上热射流流量（m³/s） F：罩口的扩大面积 ν'：扩大面积上空气的吸入速度
吹吸式排风罩	吹出射流和外部吸气罩组合，排风量小，抗外界干扰气流能力强，控制效果好，不影响工艺操作	用于因生产条件限制，外部吸气罩离有害物源较远，仅靠吸风控制有害物较困难的场合	吸风口：$0.75\sim1$	$L=L_0(l+mK_L)=L_0(l+K_D)$ $L_0=lb_0v_0$（m³/s） l：为吹、吸风口长度 b_0：吹风口高度 m：安全系数 K_L：极限流量比

表 3.5 国家标准 WS/T 757 推荐风速

单位：m/s

排风罩类型		控制风速	
		有毒气体	粉尘
密闭罩		0.4	0.4
排风柜		0.5	1.0
外部排风罩	侧吸式	0.5	1.0
	下吸式	0.5	1.0
	上吸式	1.0	1.2
接受式排风罩		5.0	5.0

最低有效风速：根据风速与风级的概念（《大气科学名词》和国际蒲福风级的定义），当风速为 0～0.2m/s 时，风级为 0 级（calm），也称静风。此时，陆地上烟笔直向上。因此无论何种排风设施，控制点风速如低于 0.2m/s，即视为静风状态，无通风效果。因此，采取机械通风的各种有害作业场所，无论采用全面送、排风，还是局部排风手段，捕捉点的最低风速均应达到 0.3m/s 以上，任一点均不得＜ 0.2m/s。

表 3.6 常见有害因素作业场所排风柜控制风速

单位：m/s

生产工序	生产工艺	危害因素	风速
金属热处理	油槽淬火、回火	油蒸气、油分解产物（植物油）、热	0.3
	盐槽淬火 t=800～900℃	盐、悬浮尘、热	0.5
	熔铅 t=400℃	铅	1.5

表 3.6（续）

生产工序	生产工艺	危害因素	风速
金属电镀	镀镉	氢氰酸蒸汽	1～1.5
	氰铜化合物	氢氰酸蒸汽	1～1.5
	脱脂：氯化烃 电解	氯化碳氢化合物蒸汽	0.5～0.7 0.3～0.5
	酸洗：硝酸 盐酸	酸蒸汽和硝酸 酸蒸汽（氯化氢）	0.7～1.0 0.5～0.7
	镀铬	铬酸雾气和蒸汽	1.0～1.5
	氰化镀锌	氢氰酸蒸汽	1.0～1.5
喷涂、油漆	苯、二甲苯、甲苯	溶解蒸汽	0.5～0.7
	煤油、白节油、松节油	溶解蒸汽	0.5
	喷漆	漆悬浮物和溶解蒸汽	1.0～1.5
其他生产作业过程	装料	粉尘允许浓度：< 10mg/m³ < 4mg/m³ < 1mg/m³	0.7 0.7～1.0 1.0～1.5
	筛分	粉尘允许浓度：< 10mg/m³ < 4mg/m³ < 1mg/m³	1.0 1.25 1.5
	称量和分装	粉尘允许浓度：< 10mg/m³ < 1mg/m³	0.7 0.7～1.0
	柜内化学试验工作	各种蒸汽气体接触限值浓度： > 0.01mg/L < 0.01mg/L	0.5 0.7～1.0
	汞：不加热 加热	汞蒸汽	0.7～1.0 1.0～1.25
	特殊有害物（如放射性物质）	各种蒸汽、气体和粉尘	2～3

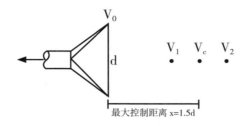

$$V_1 > 0.1V_0 \quad V_2 \geqslant 0.01V_0 \quad V_c \geqslant 0.25 \text{m/s}$$

图 3.3　排风罩口前轴线上气流速度颁

外部排风罩的控制距离：由流体力学中汇流的规律得知，外部排风罩，在距离汇点（罩口）不同距离的各等速面球面上流量相等，在汇流作用范围内，随着离开汇点距离的增大，气流速度快速衰减，衰减程度如图 3.3 所示。无论排风罩口有无法兰边、罩口是圆形还是矩形，在罩口前各等速面，风速均快速衰减，衰减程度与上图相似。因此，外部排风罩的控制距离，一般建议最大捕集距离应设于距离罩口直径 1～1.5 倍处。还应注意控制点风向，在罩口前更远处如测得风速较高，则该处气流可能与进入罩口的气流无关。

（三）新风量和换气次数

新风是从室外引入室内的新鲜空气，有别于室内回风。新风量是单位时间内进入室内新鲜空气的总量，是衡量室内空气质量的一个重要标准，直接影响到空气的流通和室内空气污染程度，充足的室内新风量，可保证室内空气质量良好，营造舒适健康的室内环境。换气次数是单位时间内室内空气的更换次数，即新风量与通风房间体积的比值。

GBZ 1 有关室内微小气候的规定，工作场所新风应来自室外，新风口应设置在空气清洁区，对于非空调工作场所根据人均占用容积确定所需新风量：> 20m^3 的车间，应保证人均新风量 $\geqslant 20\text{m}^3/\text{h}$；< 20m^3 的车间，应保证人均新风量 $\geqslant 30\text{m}^3/\text{h}$；空气调节车间，应保证人均新风量 $\geqslant 30\text{m}^3/\text{h}$。洁净室的人均新风量

应 ≥ 40m³/h。封闭式车间人均新风量宜设计为 30 ～ 50m³/h。

GB 50019 规定，工业建筑应保证每人不小于 30m³/h 的新风量，洁净室的人均新风量应 ≥ 40m³/h；同时放散热、蒸汽和有害气体或仅放散密度比空气小的有害气体的工业建筑，除局部通风外还应采用全面排风，排风量不宜 < 1 次/h，当房间高度 > 6m 时，排风量可按 6m³/（h·m²）计算。新风量与通风换气次数（换气率）测量，可采用 GB/T18204.1 的规定，采用示踪气体法（SF₆ 或 CO₂）或风管法进行测定。

示踪气体法测定，室内空气量（m³）= 房间体积－物总体积；然后测定 1h 前后室内空气中示踪气体含量。测量方法为，关闭门窗，在室内均匀地释放示踪气体（如 CO_2），每立方米室内空气释放 2 ～ 4g，同时用风扇扰动使其充分混合。1h 内进入室内的空气量为：

$$M_a = 2.302585 \times M \times lg \frac{(c_1 - c_a)}{(c_2 - c_a)}$$

式中：M_a——1h 内进入室内空气量，m³/h;

M——室内空气量，m³/h;

c_1——试验开始时空气中 CO_2 含量，mg/m³;

c_2——1h 后空气中 CO_2 含量，mg/m³;

c_a——空气中 CO_2 含量，取 0.04%。

风管法测量新风量，可按照 GB/T 18204.1，在正常工况下，测量新风管某一断面风速，可使用皮托管法和电风速计法测量管道内风压或风速，计算新风量。皮托管法测量范围为 2 ～ 30m/s，电风速计测量范围为 0.1 ～ 10m/s。

在工业生产场所，较难对新风量进行直接测量。工业生产车间体积巨大，生产设备较多，示踪气体法的可操作性差，故极少使用。采用全面通风的工业车间，经常利用门窗等作为新风口，无新风管道，也难以测量。只有在采用全面送、排风的较小洁净车间，才可能实施新风量测量。因此，对于工业场所新风量，一般是根据设计的进风量和排风量、送排风设施的有效性等进行综合评价。

工业场所需要的新风量，可以根据全面通风消除有害物质原理，以 CO_2 为有害气体进行计算，计算式：

$$Q=\frac{Mco_2}{Ys-Yo}=30m^3/（人 \cdot h）$$

式中：Mco_2：每小时呼出 CO_2 量，成人轻微活动 18L/（人 · h）；

Ys：CO_2 室内卫生标准（0.1%=1.0 L/m^3）；

Yo：外界大气 CO_2 含量（0.04%=0.4L/m^3）。

根据 CO_2 计算，成年人所需新风量为：

$$Q=\frac{18L/（人 \cdot h）}{1.0L/m^3-0.4L/m^3}=30m^3/（人 \cdot h）$$

表 3.7　某些工业建筑最低换气次数的规定

场所	一般通风	事故通风	来源
配电室、汽修间	3		实用供热空调设计手册
制冷机房、油罐室	5	—	
变电室、电梯机房	10		
蓄电池室	12		
化验室、防酸隔爆蓄电池室、空压机房、污水站操作间	6	—	火力发电厂采暖通风与空缺调节设计规范
厂用配电装置室	10	10	
电梯机房、油泵房、柴油发电机室	10	—	
六氟化硫电气设备室	2	4	
酸库及计量间、氨或联胺库及加药间、加氯间	15	—	
设在其他建筑物内的燃气锅炉间	3	—	锅炉房设计规范
燃气调压间	3	8	
地下燃气机组	6	12	

换气次数是衡量空间内污浊空气的稀释效果、通过稀释达到的混合程度的重要参数，也是估算空间通风量的依据。按照 GBT 16758 等方法，测量排风罩的罩口风速或排风管道内风压或风速，计算排风量，根据房间体积计算换气次数。工业建筑中有关换气次数规定，可参考表 3.7 进行评价。GBZ1 对事故通风的换气次数，要求必须保证足够的通风量，换气次数不宜< 12 次 /h，一般是指当有害物接触限值浓度 ≤ 5mg/m³、车间高度< 6m 时，换气次数应为 12 次。当有害物接触限值更低，或工作场所房间高度变化时，则应调整换气次数，以确保事故时的有效通风。

第四节　物理因素控制措施

一、噪声的控制

工业噪声的主要职业危害，分为特异性和非特异性，或听觉系统和非听觉系统的影响。听觉系统损害主要表现为听力损伤和职业性噪声聋，非听觉系统损害包括神经系统、心血管系统、内分泌系统、消化系统等影响。

控制噪声应从控制声源、传播途径和个人防护 3 个方面采取措施。首先应对源进行有效治理，再对噪声的传播途径采取措施避免其传播，如果噪声强度仍较高［如高于 80dB（A）］，则应采取个人防护措施。

（一）声源的控制

控制和消除噪声声源是控制噪声的根本性措施。应尽可能通过工艺改革，以低噪声设备和工艺代替高噪声设备和工艺。具体措施包括改进机械设计降噪、改革设备结构降噪、改变传动装置降噪等。改进工艺的措施有，铆接改成焊接可降噪 40dB；锻打改成摩擦压力或液压加工，降低噪声 20 ～ 40dB；柴油打桩机改成压力打桩机，降低噪声 50dB；单梭织机改成喷气式织布机，可降低 10～20dB；提高传动齿轮加工精度减少撞击、摩擦降低噪声；提高轴承滚珠加工精度一级，可降噪 10dB；消除机器碰撞、撞击处加装弹性材料或衬垫减缓撞击力等。

（二）传播途径的控制

合理布局，合理进行厂区规划和厂房布置，强噪声与非噪声车间、办公室等应有一定距离或设防护带。利用噪声源的指向性，合理布置声源位置，噪声车间内的声源与非噪声设备分开布置，并采取吸声、隔声措施。进行厂区绿化，设置声屏障。

采用合理的工程技术措施控制噪声，如使用各种吸声、隔声、消声、隔振、阻尼材料。吸声措施有多孔吸声材料和吸声结构，如超细玻璃棉、矿渣棉、岩棉、聚氨酯泡沫塑料、木丝板、甘蔗板、珍珠岩板、石棉蛭石板、加气混凝土、吸声砖以及各种共振吸声结构、共振复合吸声结构。隔声措施主要有：在工业噪声设备如空压机、电动机、球磨机、冷冻机、燃气轮机、风机、制钉机、电锯安装隔声罩或隔声间。消声措施，如使用实用阻性消声器、抗性消声器以及阻抗复合消声器。或使用沥青、涂料等阻尼材料减少振动，在声源安装基础或地面设置减振隔振结构。

（三）个人防护措施

采取噪声控制措施后，工作场所噪声仍较高时，应为劳动者提供适宜的个体防护用品，如耳塞、耳罩、头盔等保护听力。隔声效果可达 20～40dB。

其他措施有定期对噪声作业人员进行健康检查，对发现高频听力损伤者及时调离噪声作业岗位；建立合理劳动休息制度，减少接触噪声的作业时间，对噪声岗位定期监测等。

（四）噪声危害的评价

噪声作业岗位，一般是指存在有损听力、有害健康或其他危害的声音，且8h/d、40h/周噪声暴露等效声级 ≥ 80dB 的作业。

在对噪声作业进行评价时，应重点关注以下要点。

1. 噪声的强度和频谱特性

噪声的危害随噪声强度增大而增加，噪声强度越大，则危害越大。80dB 以下的噪声一般不会引起器质性的变化，长期接触 85dB 以上的噪声，可有主诉症状和听力损失，其程度随声级增大而增加。对强度较高的噪声，还应进行频谱分析，测量各频率的声级强度，高频声的健康危害更大。

2. 接触时间和接触方式

接触时间越长对人体影响越大，缩短接触时间可以减轻噪声的危害，连续接触噪声比间断接触的健康危害更大。

3. 噪声的性质

脉冲噪声比稳态噪声危害大，接触噪声的声级、时间等相同时，暴露脉冲噪声者，耳聋、高血压及中枢神经系统功能异常等发病率高于接触稳态噪声者。

4. 协同作用

振动、高温、寒冷或某些有毒物质共同存在时，可叠加噪声的不良作用，对听觉器官和心血管系统等方面的影响比噪声单独作用更为明显。

5. 个体防护

当工程控制措施不能有效控制工作场所噪声强度时，应使用护听器预防噪声危害，护听器的种类、防护效果及正确使用是评价的重点。

二、高温的控制

在高气温或同时存在高湿度或热辐射的不良气象条件下进行的劳动，通称为高温作业。高温作业类型有：高温强辐射作业，作业环境同时存在对流热和辐射热；高温高湿作业，存在高温、高湿和低气流的不良气象条件；夏季露天作业，持续暴露于太阳辐射。高温对人体健康的危害，是使作业人员体温调节障碍，出现一系列生理功能的改变，直至发生中暑，按发病机理有热射病、日射病、热衰竭和热痉挛；按病情轻重，分为先兆中暑、轻症中暑、重症中暑。

高温的预防措施包括技术措施、管理措施、保健措施。

改善作业环境是预防中暑的关键，技术措施主要有包含合理设计工艺，实现生产自动化，远离热源，减轻劳动强度。合理布局，将热源尽量布置在车间外。通风是防暑降温的重要措施，应加强自然通风，采用热压自然通风时，热源布置在天窗下；采用穿堂风为主的自然通风，将热源布置在夏季主导风向的下风侧。采用局部或全面机械通风或强制送入冷风来降低作业环境温度。在高温作业厂房，修建隔离操作室，向室内送冷风或安装空调。采取隔热措施，利用水或导热率小的材料进行隔热。

管理措施包含宣传预防中暑的知识，使操作人员自觉遵守高温作业安全卫生规程；合理安排工作时间，制定合理的劳动和休息制度，避开最高气温，轮换作业，缩短作业时间；定期检测作业场所的气象条件等。

保健措施包括健康监护和个人防护等，应按规定组织高温作业人员接受就业前和入暑前的健康检查，对高温作业人员每年进行一次体格检查，对患有高血压、心脏器质性疾病、糖尿病、甲状腺功能亢进和严重的大面积皮肤病者，应予以调离；夏季为高温作业人员提供含盐饮料和其他防暑降温饮料。个人防护服应耐热、导热系数小、透气性好，根据防护需要佩戴防护眼镜、手套、面罩、防高温鞋等。

三、非电离辐射控制措施

（一）射频辐射与微波

电磁辐射的防护措施，首先是对电磁场辐射源的屏蔽，其次为加大与辐射源的距离、缩短工作时间，最后要采取适当的个人防护措施。屏蔽就是将电磁能量限制在所规定的空间里，阻止其传播扩散。首先要确定辐射源，如高频感应加热和介质加热时，电磁场的辐射源为振荡电容器组、高频变压器、感应器（线圈）、馈线（高频电流输出电线）和工作电容器（工作电极）等，又如高频淬火的主要发生源是高频变压器；熔炼的主要辐射源是感应炉；黏合塑料的主要发生源是工作电极。屏蔽材料应选用铜、铝金属。利用金属的吸收及反射作用，减少电磁能量的传播，起到防护作用。屏蔽罩应良好接地，以免成为二次辐射源。应尽可能选用短粗及多股的铜线或铜条，接地的一端应深埋在距地面 2m 以下。微波能的泄漏，除屏蔽不好外，主要是由烘干试剂等物品的谐振腔内泄漏出来。传送能量的波导管，若管间连接不严密也可造成泄漏，因此微波发射机应设有良好的屏蔽装置。

当屏蔽电磁场源有困难时，可考虑远距离操作，并在其周围用设置围栏，禁止人们靠近。其他措施还包括设置警示标识、提高辐射源的高度、对旋转或扫描型辐射源设置方位消引措施、设置哑负荷、连锁装置、障碍等。个体防护措施，可用铜、铝丝网防护眼镜及铝或铜丝布防护服。

（二）红外辐射

1. 改革工艺、隔热

实现机械化自动化，工人远离红外线源。能密闭的红外线源，应采用隔绝设备，不能密闭的采取隔热措施。反射性隔热措施有铝箔、玻璃或钢板制成的屏障，应有最大光反射率，表面光洁，可抛光或涂反光材料。吸声性隔热措施有水藻、石棉板、玻璃棉板等，以表面粗糙为宜，有一定厚度，以增强吸热效率。

2. 个人防护

预防红外线对机体的加热作用，应穿戴白色防护衣帽，佩戴反射或吸收红外线的特制眼镜。在太阳直射的地面、沙地、高原雪地及各种高温作业人员，均应佩戴专用防护眼镜，如高原雪地防护镜、红外线防护眼镜等。

3. 卫生保健措施

就业前健康检查十分重要，禁止有眼疾、皮肤病或红外线过敏者从事该作业。

（三）紫外辐射

1. 眼部防护

改善劳动条件，电焊作业可增设防护屏、采用自动焊和半自动焊，减少手工操作；合理使用防护用品，电焊作业时必须使用防护面罩，辅助人员应戴防护眼镜；加强宣传和健康教育，严格遵守操作规程，电焊现场避免无关人员观看，参观者应戴防护眼镜。

2. 皮肤防护

紫外辐射作业人员，应着长袖衣裤，戴宽檐帽，避免穿反光强的白色外衣；适当选用遮光剂，制成软膏、霜等涂于暴露部位；进行就业前和定期健康检查，有某些皮肤病者禁止从事紫外线作业，发现异常者及时调离、治疗。

第五节　电离辐射控制措施

电离辐射的防护，要严格执行 GB18871，控制辐射源的质和量，职业防护因照射方式不同而异。电离辐射作用于机体的途径有外照射和内照射，使用封闭源的职业接触属外照射，从事开放源作业的危害主要是内照射，防护措施也分为外照射防护和内照射防护。外照射防护的基本方法有时间防护、距离防护和屏蔽防护，称为"外照射防护三原则"。内照射防护的基本方法有围封隔离、除污保洁和个人防护等综合性防护措施，称为"内照射防护三要素"。

一、控制辐射源的质和量

控制辐射源的质和量是治本的方法，使用辐射源应在不影响效果的前提下，尽量减少辐射源的活度（强度）、能量和毒性，以减少受照剂量。例如，应用开放源时，选用毒性低的放射性核素，X 射线透视时采用影像增强器以减少 X 射线输出量。这种防护方法会受到一定限制，不是所有情况下都能做到。

二、外照射防护

使用封闭型辐射源或射线装置进行工作，射线由外部对人体照射，称为外照射。工业生产作业中接触封闭源的机会见于工业探伤、自动对位、射线自动测厚和测密度等，是利用射线的穿透性能和测试器接受的射线强度来进行检查、判断，从而进行自动控制的，常用的封闭源有钴、铯、镭等。从事此项作业的人员必须经过放射防护专业知识培训和就业前体检，取得上岗证后方可上岗。根据射线强度与接触距离的平方成反比，与接触时间成正比的关系，采取基本防护措施"外照射防护三原则"。

1. 时间防护

外照射的总剂量和受照时间成正比，在不影响工作的原则下，应尽量缩短受照时间。如工作有计划，操作熟练、准确、迅速，事先进行空白模拟操作练习，减少不必要的停留时间等。电动操作发生故障，手摇安全轮复位而靠近辐射源，或抢修设备而接近辐射源工作时，应限制个人操作时间，将可能受到的照射剂量控制在拟定限值之下，如果作业场所剂量率较大，可多人轮流操作，减少个人的受照时间。

2. 距离防护

点状放射源在周围空间所产生的照射量与距离的平方成反比，操作者应远离放射源，如操作者采用远距离电视监视遥控操作。发生事故如辐射源脱落时，应在屏蔽条件下用远距离器械钳、机械手夹取，不直接用手取源装配。

3. 屏蔽防护

在实际工作中，依靠时间和距离防护不能达到防护目的时，应在放射源和工作人员之间设置屏蔽，以减少受照剂量。屏蔽材料应根据辐射源的性质（X、α、β、γ 射线或中子）来选择。

带电粒子在物质中的射程一般不大，对实际常见的电子，最好使用铝、有机玻璃或混凝土一类的低原子序数的物质，使电子在吸收过程中产生的韧致辐射降到最小。

当中子能量在几兆电子伏特以上时，防护屏障中必须含有一定数量中等或重的元素。低能量中子主要靠弹性散射慢化中子，氢是最好的慢化剂，所以屏蔽材料中的氢含量能够评价对中子的防护性能。大部分需要屏蔽的辐射是 X 射线和 γ 射线，屏蔽 X 射线和 γ 射线的材料很多，像高原子序数、高密度的金属材料，如铅、铁、钨等，或者采用通用的建筑材料如混凝土、砖、土等。

三、内照射防护

从事开放源作业的职业有含放射性物质矿石开采、选炼，荧光涂料制造和使用，以及医院的同位素室等作业。

使用开放型电离辐射源时，放射性核素常以液体、粉末或气溶胶状态进入周围环境，污染空气、设备、工作服或工作人员体表。不仅可以对工作人员造成外照射，还能经过呼吸道、消化道、皮肤或伤口等进入人体，造成内照射。应采取"内照射防护三要素"等综合性防护措施。

1. 围封隔离防扩散

开放性作业可致环境污染，对开放源及其工作场所必须采取层层封锁隔离的原则，把开放源控制在有限空间内，防止向环境扩散。从生产到使用的整个工艺过程中，如忽视防护，则均可将放射性尘粒带到生活区。对开放性作业场所应采取措施，防止放射性物质的扩散和进入人体。

首先，厂址选址要选择地势高、地下水源低的下风向，尽量在水源的下游，工作区内不能有居民区。其次，要采用三区区分的建筑设计（活性区、过渡区、清洁区），在过渡区和清洁区之间有卫生工作室，可洗澡、更衣。不得把活性区的东西带到清洁区，以放射性沾污的监测结果作为是否放行的标准。还要有废水专用下水道及处理设施、净化空气的捕尘设施、固体废物存放和处理设施。此外，还要定期进行辐射监测和职业健康检查，以便及时发现防护工作的薄弱环节，改善防护条件，防止事故发生，确保工人的安全健康。

2. 除污保洁

操作开放型放射源，完全不污染工作环境几乎是不可能的，重要的是要使工作场所容易除去污染。操作时应控制污染，随时监测污染水平。墙壁地面应光滑，墙面应刷油漆，地面、台面应铺以易除污染的材料，如橡皮板、塑料板等。

应当制定严格的开放型工作规章制度和操作规程，防止放射性核素泼洒、溅出，污染环境与人体。遇到放射性污染应及时监测，同时使用各种除污染剂（如肥皂、洗涤剂、柠檬酸等）洗消除污，使污染表面达到卫生标准要求。

3. 个人防护

使用开放型放射性核素应使用个人防护用具，如口罩、手套、工作鞋和工作服等；要遵守个人防护规则，禁止一切能使放射性核素侵入人体的活动，如作业场所要禁止饮水、进食、吸烟，杜绝用口吸取放射性液体等。

（邹立海）

参考文献

［1］孙一坚，沈恒根. 工业通风［M］.4 版. 北京：中国建筑工业出版社，2010.

［2］Haines R W,Wilson C L（2004）.HVAC Systems Design Handbook（4th edition）［DB/OL].www.digital engineering library.com. Copyright©2004 The McGraw-Hill Companies.

［3］Michael D. Larranaga. 卫生工程手册：职业环境、健康和安全［M］. 陈青松，唐仕川，译. 北京：中国环境出版社，2017.

［4］吕琳. 工业通风换气次数的有关规定及其在评价中的应用［J］. 中国卫生工程学，2010，9（1）：3-5.

［5］邹立海. 工业通风评价方法［J］. 中国卫生工程学，2019，18（1）：155-158.

［6］GBZ 1-2010，工业企业设计卫生标准［S］.

［7］WS/T 752-2015，通风除尘系统运行监测与评估技术规范［S］.

［8］WS/T 757-2016，局部排风设施控制风速检测与评估技术规范［S］.

［9］涂彧. 放射卫生学［M］. 北京：中国原子能出版社，2014.

第四章　应急救援措施评价

急性职业病危害事故是在生产工艺过程、生产环境和劳动过程中存在的可导致急性中毒、窒息、化学灼伤、高温中暑、急性放射病等急性及突发性职业健康危害的事故。

应急救援措施一般是指针对突发的、具有破坏力的紧急事件而采取的响应和恢复措施，旨在消除、减少事故危害，防止事故扩大或变化，最大限度地降低事故造成的损害或危害和损失。职业病危害事故应急救援措施主要包括现场应急救援设施，应急救援预案及现场急救与医疗卫生资源。

第一节　应急救援设施

应急救援设施是指在工作场所设置的检测报警装置，辐射剂量测量设备，个人剂量监测设备，现场急救用品，洗眼器、喷淋装置等冲洗设备和事故通风设备，以及应急救援中使用的个体防护、通讯、运输设备等的总称。

一、应急救援设施分类

检测报警装置：职业危害因素的检测报警装置特指有毒气体检测报警装置，用于对工作场所空气中有毒气体进行检测和/或报警，由探测器和报警控制器组成，对有毒气体能自动检测和报警，有固定式、移动式和便携式检测报警仪。

事故通风设施：指有毒有害气体突然大量泄漏时能够快速排除泄漏气体，或送入清洁空气形成正压保护区的应急强制通风措施。事故通风常采用排风措施，称为事故排风；也可根据具体情况采用送风措施，称为事故送风；还可同时采用排风与送风措施。事故排风量可由经常性排风系统和专门的事故通风系统共同承担。

现场紧急处置设施：用于处置喷溅于劳动者皮肤黏膜上的有毒、有害物质、避免急性职业损伤进一步加剧的设备设施，常见的有洗眼器、喷淋装置等冲洗用设备设施。

急救或损伤紧急处置用品：指劳动者发生急性职业损伤后，用于急救的药品或紧急处置劳动者伤口、损伤的皮肤黏膜等用品，以及急救药品等。包括针对某一种特定化学物中毒的急救药品，以及剪刀、镊子、胶带、纱布、棉签、创可贴、生理盐水、医用酒精等紧急处置常规用品。也包括用于中和酸碱的常用弱酸碱性药液等。

其他设施主要有个体防护用品、通讯及运输设备等。应急救援个体防护用品是可能发生急性中毒等急性职业损伤时，从事现场救助的人员必须佩戴的装备，防护要求应高于一般作业人员要求；储存有毒、具有腐蚀性或易燃易爆危险性的液体时，应在储罐区周围设置围堰，腐蚀性物料储罐区围堰还应铺砌防蚀地面；通信设备设施用于发生急性职业损伤事故时指挥人员、救援人员等之间的有线通信设备和无线通信设备等；运输设备设施是用于发生急性职业损伤事故时，第一时间将受伤害人员抬离危险区域的设备，如担架、气防车、急救车、缓降器等。

二、应急救援设施配置要求

职业卫生相关标准、规范，对常见应急救援设施的配置均提出具体技术要求。

（一）检测报警装置

对于检测报警装置的设置要求主要有：①在生产中可能突然溢出大量有害物质，或易造成急性中毒、易燃易爆的化学物质的室内作业场所，应设置与事故排风系统相连锁的泄漏报警装置。②应结合生产工艺和毒物特性，在有可能发生急性职业中毒的工作场所，根据自动报警装置技术发展水平设计自动报警或检测装置。③检测报警点应设在存在、生产或使用有毒气体的工作地点，包括可能释放高毒、剧毒气体的作业场所，或可能大量释放或容易聚集的其他有毒气体的工作地点。主要包括气体压缩机和液体泵的动密封、液体采样口和气体采样口、液体（气体）排液（水）口和放空口、经常拆卸的法兰和经常操作的阀门组。④应设置有毒气体检测报警仪的工作地点，宜采用固定式，当不具备设置固定式的条件时，应配置便携式检测报警仪。安全巡查和事故检查也宜使用便携式检测报警仪。⑤毒物报警值应根据有毒气体毒性和现场实际情况至少设警报值和高报值。预报值为 MAC 或 PC—STEL 的 1/2、无 PC—STEL 的化学物质，预报值可设在相应峰浓度限值的 1/2；警报值为 MAC 或 PC—STEL 值、无 PC—STEL 的化学物质，警报值可设在相应的峰浓度限值；高报值应综合考虑有毒气体毒性、作业人员情况、事故后果、工艺设备等各种因素后设定。⑥有毒气体检测报警信号应送至有人值守的现场控制室、中心控制室等进行显示报警，并具备声、光报警功能。⑦比空气轻的有毒气体释放源处于封闭或局部通风不良的半敞开厂房内，除应在释放源上方设置探测器外，还应在厂房内最高点气体易于积聚处设置探测器。

（二）事故通风设施

在生产中可能突然溢出大量有害物质或易造成急性中毒或易燃易爆化学物质的室内作业场所，应设置事故通风装置。具体要求有：①事故通风宜由经常使用的通风系统和事故通风系统共同保证，但在发生事故时，必须保证能提供足够的通风量。事故通风的风量宜根据工艺设计要求通过计算确定，但换气次数不宜 < 12 次 /h。②事故通风机的控制开关应分别设置在室内和室外便于操作的地点。③事故排风的进风口，应设在有害气体或有爆炸危险的物质放散量最大或聚集最多的地点；对事故排风的死角处，应采取导流措施。④事故排风装置排风口的设置应尽可能避免对人员的影响，应设在安全处，远离门、窗及进风口和人员经常停留或经常通行的地点；排风口与机械送风系统进风口的水

平距离不应小于 20m；当水平距离不足 20m 时，排风口必须高出进风口，并不得小于 6m；当排气中含有可燃气体时，事故通风系统排风口距可能火花溅落地点应大于 20m；排风口不得朝向室外空气动力阴影区和正压区。⑤对放散有爆炸危险的可燃气体、粉尘或气溶胶等物质的工作场所，应设置防爆通风系统或事故排风系统。

（三）现场紧急处置设施

根据 GBZ 1、GB 3047 等标准规定，在有可能发生化学性灼伤及经皮肤黏膜吸收引起急性中毒的工作地点或车间，应根据可能产生或存在的职业性有害因素及其危害特点，在工作地点设置不间断地冲淋、洗眼设施。生产过程中可能接触强酸、强碱和易经皮肤吸收毒物（四乙基铅、丙烯腈、氢氰酸、甲腈、二甲基甲酰胺、苯酚等）的场所，应设现场人身冲洗设施和洗眼器。

应急喷淋和洗眼设备包括应急喷淋器、洗眼器、洗眼/洗脸器和复合式装置 4 类。对应急喷淋和洗眼设备的规定：①冲淋、洗眼设施应靠近可能发生相应事故的工作地点，保证作业人员 10s 内可顺利达到，并在同一个水平面上，中间不应有障碍物；连续供水不小于 15min，供水流速符合相关标准要求。②应有清晰的标识，并按照相关规定定期保养维护以确保其正常运行。③在有固定供水系统的区域宜选用固定式应急喷淋和洗眼设备；在受现场环境或水源限制的区域宜选用自容式应急设备；在危险程度较高的区域，除配备固定式应急设备，建议还适当配备个人冲洗装置。④如果冲洗液存在可能结冰的情况，宜选用带防冻保护（自排空装置、防冻保护阀）的设备类型；如果冲洗液存在可能冰冻的情况，宜选用带防冻保护（电伴热保温）的设备类型，且应有可靠的接地设计。⑤建议至少每周 1 次对应急喷淋和洗眼设备进行操作检查与维护，并进行记录。

（四）急救设施等

急救或损伤紧急处置用品通常集中放置于急救箱，不同类型用人单位因可能发生的急性职业损伤类型不同，急救箱配置的药品可有所差异。急救箱配备的规定有：①急救箱应当设置在便于劳动者取用的地点，原则上应在应急情况下 10s

内可以取到；②应有清晰的标识，并由专人负责定期检查和更新，不得存放过期药品；③配备内容可根据企业规模、职业病危害性质、接触人数等实际需要等确定；④如果应急目标有特效解毒药，应有必要的存量。

（五）其他设施或用品

其他设备设施用品应当根据可能产生或存在的职业病危害因素及其特点，在工作地点就近设置。对容易发生急性职业中毒、化学性灼伤等急性职业损伤的场所，应根据车间（岗位）毒害情况配备防毒器具，设置防毒器具存放柜。防毒器具应在专用存放柜内铅封存放，设置明显标识，并定期维护与检查，确保应急使用需要。

个体防护用品：主要包括过滤式呼吸器、隔绝式呼吸器、防化服等，常存放于有毒有害工作场所专用的气体防护柜内。过滤式呼吸器用于逃生，隔绝式呼吸器（正压式空气呼吸器）用于现场救援。

紧急救援站或有毒气体防护站：生产或使用剧毒或高毒物质的高风险的化工、石油天然气企业，应设置紧急救援站或有毒气体防护站，其距离防范范围内事故地点的行车距离不宜超过 2.5km，确保接警后 5min 内赶到事故现场。紧急救援站或有毒气体防护站使用面积、装备配置可参照 GBZ 1 附录 A。

风向标：是指示风向的装置，设置在可能存在有毒气体或挥发性液体泄漏的企业，为人员疏散、日常操作指示安全方向，主要有风向袋和风向标 2 种。可能存在或产生有毒物质的工作场所应根据有毒物质的理化特性和危害特点设置风向标；风向标应安装在便于观察的地方，要醒目，安装的位置要与墙壁等障碍物有一定距离；要选用高强度、寿命长、耐腐蚀、抗老化材料制作，以满足室外常年使用；可在夜晚微光或强日光下醒目指示，要求启动风速低、灵敏度高，在微风情况下就可以指示风的方向，在人没有感觉到风的情况下，风向标就能够识别风的位置；由于化工装置设备、管线分布复杂，气流通过其间会发生复杂变化，在不同区域，仅凭高处的风向标判断风向有可能会不准确。

围堰：GB 50351 有关围堰设置规定主要是围堰高度不应小于 0.15m，围堰区域的范围一般按设备最大外形再往外延伸 0.8m；腐蚀性液体罐区内地面应采取防渗漏和防腐蚀措施；储罐区应设置围堤，围堤的有效容积不应小于罐组内 1 个最大储罐的容积。

常用应急救援评价依据：

GB 3047 石油化工企业职业安全卫生设计规范；

GB/T 29639 生产经营单位生产安全事故应急预案编制导则；

GB/T 38144.1 眼面部防护 应急喷淋和洗眼设备 第 1 部分：技术要求；

GB/T 38144.2 眼面部防护 应急喷淋和洗眼设备 第 2 部分：使用指南；

GB 50493 石油化工企业可燃气体和有毒气体检测报警设计规范；

GBZ 1 工业企业设计卫生标准；

GBZ/T 223 工作场所有毒气体检测报警装置设置规范；

SY/T 6772 气体防护站设计规范；

AQ/T 9007 生产安全事故应急演练指南；

HG/T 23004 化工企业气体防护站工作和装备标准；

QSY 136 生产作业现场应急物资配备选用指南；

其他相关标准规范等。

第二节 应急救援预案及演练

根据 GB 1 规定，生产或使用有毒物质的且有可能发生急性职业病危害的工业企业，应制定应对突发职业中毒的应急救援预案。职业病危害事故应急救援预案是为有效预防和控制可能发生的职业病危害事故，最大程度减少事故及其造成损害而预先制定的工作方案。

一、应急救援预案编制程序

应急救援预案编制程序包括成立应急救援预案编制工作组、资料收集、职业病危害风险评估、应急能力评估、编制应急救援预案和应急救援预案评审6个步骤。

应急救援预案编制工作组应结合本单位部门职能和分工，由单位主要负责人或分管负责人、相关部门人员参与，明确工作职责和任务分工，制定工作计划，组织开展预案编制工作。

资料收集主要是收集与预案编制工作相关的法律法规、技术标准、同行业企业职业病危害事故资料，本单位职业病危害相关技术资料、职业病危害风险识别、职业病危害因素分布、应急资源、社会资源和救治医院等有关资料。

职业病危害风险评估主要包括存在的职业病危害因素、确定潜在的职业病危害事故发生源，分析可能发生的事故类型及后果，评估职业病危害事故的危害程度和影响范围，提出防控措施。

应急能力评估是在全面调查和客观分析应急队伍、装备、物资等应急资源状况基础上开展应急能力评估，依据评估结果完善应急保障措施。

应依据职业病危害风险评估，以及应急能力评估结果，编制职业病危害事故应急救援预案。应注重系统性和可操作性，做到与相关部门和单位总体应急救援预案相衔接。

应急救援预案评审是在应急救援预案编制完成后，用人单位宜组织评审。应急救援预案评审合格后，由用人单位主要负责人（或分管负责人）签发实施。

二、应急救援预案体系构成

应急救援预案体系主要由应急救援预案组织架构和现场处置方案构成。应根据本单位组织管理体系、生产规模、职业病危害因素的性质，以及可能发生的事故确定应急救援预案体系。

应急救援预案组织架构是应急救援预案体系的基础，包括应急组织机构及职责、应急救援预案体系、职业病危害因素分布、预警及信息报告、应急响应、保障措施、应急救援预案管理等。

根据潜在的不同事故类型，针对具体的场所、装置或设施所制定应急处置措施，包括职业病危害事故风险分析、应急工作职责、应急处置和注意事项等内容。应根据职业病危害风险评估、岗位操作规程以及危害控制措施，组织本单位现场作业人员及职业卫生管理等专业人员共同编制处置措施文本。

应急救援预案主要内容

（一）总则

包括编制目的、编制依据、适用范围、应急救援预案体系及应急工作原则。

（二）职业病危害事故描述

简述用人单位存在或可能发生的职业病危害事故风险种类、发生的可能性以及严重程度、影响范围等。

（三）职业病危害风险评估

按照职业病危害事故发生的概率、严重程度以及危害大小等对职业病危害风险进行评估。主要包括：职业病危害因素的风险识别和确定，职业病危害事故发生的区域、地点或装置的名称；职业病危害事故发生的可能时间、事故的危害严重程度及其影响范围；职业病危害事故前可能出现的征兆。

（四）应急组织机构及职责

明确应急组织框架形式及组成单位或人员，可用结构图的形式表示，明确构成部门的职责。

应急组织机构根据职业病危害事故类型和应急工作需要，可设置相应的应急工作小组，并明确各小组的工作任务及职责。

根据 GBZ 1 中的要求，按照劳动者人数 0.1%~5% 的比例配备急救人员，并进行相关知识和技能培训。有条件的企业，每个工作班宜至少安排 1 名急救人员。

（五）预警及信息报告

预警：根据用人单位检测监控系统数据变化状况、职业病危害事故险情紧急程度和发展势态或有关部门提供的预警信息进行预警，明确预警的条件、方式、方法和信息发布的程序。

信息报告：信息报告程序主要包括：①信息接收与通报。明确 24h 应急值守电话、事故信息接受、通报程序和责任人。②信息上报。明确事故发生后向上级主管部门、上级单位报告事故信息的流程、内容、时限和责任人。③信息传递。明确事故发生后向本单位以外的有关部门或单位通报事故信息的方法、程序和责任人。

（六）应急响应

1.响应程序：根据事故级别的发展态势，描述应急指挥机构启动、应急资源调配、应急救援、扩大应急等响应程序。

2.处置措施：针对可能发生的职业病危害事故风险、危害程度和影响范围，制定相应的应急救援、应急检测和应急体检（参照 GBZ 188）等应急处置措施，明确处置原则和具体要求。主要包括以下 3 个方面。

①事故应急处置程序。根据可能发生的事故及现场情况，明确事故报警、各项应急措施启动、应急救护人员的引导、事故扩大及同用人单位应急救援预案的衔接程序；

②现场应急处置措施。针对可能发生的危险化学品泄漏、窒息、急性损伤等，从人员救护、工艺操作、事故控制，消防、现场恢复等方面制定明确的应急处置措施；

③明确报警负责人以及报警电话及上级管理部门、相关应急救援单位联络方式和联系人员，事故报告基本要求和内容。

3.注意事项：参照 GB/T 18664 佩戴个人防护器具方面的注意事项；使用抢险救援器材方面的注意事项；采取救援对策或措施方面的注意事项；现场自救和互救注意事项；现场应急处置能力确认和人员安全防护等事项；应急救援结束后的注意事项；其他需要特别警示的事项。

4.应急结束：明确现场应急响应结束的基本条件和要求。

（七）信息公开

明确向有关新闻媒体、社会公众通报事故信息的部门、负责人和程序以及通报原则。

（八）后期处置

主要明确污染物处理、生产秩序恢复、医疗救治、人员安置、善后赔偿、应急救援评估等内容。

（九）保障措施

1.通信与信息保障：明确可为用人单位提供应急保障的相关单位及人员通信联系方式和方法，并提供备用方案。同时建立信息通信系统及维护方案，确保应急期间信息通畅。

2.应急队伍保障：明确应急响应的人力资源，包括应急专家、专业应急队伍、兼职应急队伍等。

3.物资装备保障：明确用人单位的应急物资和装备类型、数量、性能、存放位置、运输及使用条件、管理责任人及其联系方式等内容。

4.其他保障：根据应急工作需求而确定的其他相关保障措施（如经费保障、交通运输保障、治安保障、技术保障、医疗保障、后勤保障等）。

（十）应急救援预案管理

1.应急救援预案培训：明确对用人单位人员开展应急救援预案培训计划、方式和要求，使有关人员了解相关应急救援预案内容，熟悉应急职责、应急程序和现场处置方案。如果应急救援预案涉及社区和居民，要做好宣传教育和告知等工作。

2.应急救援预案演练：明确用人单位不同类型应急救援预案演练的形式、范围、频次、内容以及演练评估、总结等要求，应急演练形式参考 AQ/T 9007。

3.应急救援预案修订：明确应急救援预案修订的基本要求，并定期进行评审，实现可持续改进。

4.应急救援预案实施：明确应急救援预案实施的具体时间、负责制定与解释的部门。

第三节　现场急救与医疗卫生资源

用人单位发生急性职业危害事故，首先要采取现场急救措施，再联系有救治能力的企业或周边医疗卫生资源落实医疗救治，关键是医务人员要尽快查清毒源，明确诊断，以利针对性处理。

一、现场急救简述

生产现场急救是指在劳动生产过程和工作场所中发生的各种意外伤害事故、急性中毒、外伤和突发危重病员等现场，没有医务人员时，为了防止病情恶化，减少受伤人员痛苦和预防休克等所应采取的一种初步紧急救护措施，又称院前急救。

（一）现场急救步骤

现场急救步骤主要包括脱离险区、检查病情、对症救治及安全转移。

1.脱离险区

首先要使伤病员脱离险区，移至安全地带，对急性中毒的病人应尽快使其离开中毒现场，搬至空气流通区。

2. 检查病情

现场救护人员要沉着冷静，尽快对受伤或中毒的伤病员进行认真仔细的检查，确定病情。检查内容包括清醒程度、气道是否通畅、有无呼吸、有无颈动脉搏动、有无大出血及受伤部位及状况等。检查时不要给伤病员增加无谓的痛苦，如检查伤员的伤口。切勿一见病人就脱其衣服，若伤口部位在四肢或躯干上，可沿着衣裤线剪开或撕开，暴露其伤口部位即可。

3. 对症救治

根据迅速检查出的伤病情，立即进行初步对症救治。在救治时，要注意纠正伤病员的体位，有时伤病员自己采用的所谓舒适体位，可能促使病情加重或恶化，甚至会造成不幸死亡，如上肢出血要抬高患肢，防止增加出血量等。救治伤病员较多时，一定要分清轻重缓急，优先救治伤重垂危者。

4. 安全转移

对伤病员，要根据不同的伤情，采用适宜的担架和正确的搬运方法。在运送伤病员的途中，要密切注视伤病情变化，并且不能中止救治措施，将伤病员迅速而平安地运送到后方医院作后续抢救。

（二）注意事项

（1）注意现场安全，重视"先脱险再救人"。

（2）从正面接近伤病员，表明身份，安慰伤病员，说明将采取的救护措施。

（3）避免盲目移动伤者，避免再损伤。

（4）除非必要，不要给伤病员任何饮食或药物。

（5）注意保护警方需要的现场证物。

（6）及时报告有关部门，寻求援助。

二、常见急性职业损伤现场应急处置措施

（一）烧灼伤

电灼伤、火焰烧伤或高温气、水烫伤均应保持伤口清洁，并应用清洁布片或

消毒纱布覆盖。

强酸或碱灼伤应立即用大量清水彻底冲洗，冲洗时间不少于10min，并迅速将被侵蚀的衣物剪去。灼伤部位不宜涂抹任何东西和药物。就医途中，可给伤员多次少量口服自制糖盐水。

（二）冻伤

将患者移到暖和的地方，并将衣服解开，用毛巾、毛毯让全身保温，不可搓揉冻伤部位；患者呼吸停止时，立刻将气道开放，并进行人工呼吸。若脉搏停止跳动，则要进行心肺复苏术。

只有手脚冻伤时，可在患者稳定后，将手脚泡在为温水中（37～40℃），也可给予温热的饮料，但不可用热水浸泡或用火来取暖。

冻伤部位恢复后，要消毒患部并包扎，送医治疗。

（三）中毒

急性中毒常发生于生产、检修过程中的意外事故，往往病情严重、发展迅速。急性中毒救治成功的关键是早期处理，一旦发生急性中毒，现场工作人员应担负起抢救责任。现场急救原则是维护患者的生命体征，终止毒物的再吸收，并给予必要的早期处理；若有多人急性中毒，要区分病人轻重缓急，安排好抢救力量，就地或转送医院救治。

现场救护人员戴好合适的防毒面具，在救出患者的同时，快速切断毒源。

尽快将患者移到上风向空气新鲜的地方，检查患者神志是否清晰，脉搏、心跳、呼吸情况，有无出血或骨折等外伤。如发现病人呼吸停止，就地进行人工呼吸；如有心跳停止，应立即做心脏胸外按压术。解开衣领和腰带，以保持呼吸道的通畅。寒冷季节应注意保温，保持患者安静，严密观察患者的病情变化。脱去污染衣物，及时清洗污染的皮肤和眼睛，注意不要忽视会阴和腋窝等处。立即通知医院做好抢救准备，说明导致中毒的毒物、中毒人数、侵入途径、病情等。如果患者心肺未复苏，送医途中须继续进行心肺复苏。护送中对休克患者应取头低位，昏迷或呕吐患者平卧时头应偏向一侧，避免将呕吐物吸入肺内。对危重患者应密切观察意识、瞳孔、血压、呼吸与脉搏等变化，并作必要处理。

（四）中暑

迅速将病人移到阴凉通风地方，解开衣扣、平卧休息，用冷水毛巾敷头部，或用30%酒精擦身降温，喝淡盐水或清凉饮料，清醒者也可服人丹、十滴水、藿香正气水等。昏迷者用手掐人中或立即送医。

三、医疗卫生资源

主要是对距离最近的医疗机构的救治能力进行调查。调查内容包括距离、简介、医疗服务人员数量、主要医疗设备及服务范围等。另外，还应对有特殊救治能力的医疗机构进行调查，例如某企业存在一氧化碳的应急目标，应对有高压氧治疗能力的医疗机构进行调查。

第四节　应急救援评价

根据职业卫生调查识别存在的职业病危害因素，确定危害可能发生的地点及影响人群；根据采取的应急救援措施，对其符合性、合理性与有效性进行评价。

一、应急目标

明确可能导致急性职业损伤的职业病危害因素、损伤类型及工作场所，应急目标的确定是正确设置应急救援措施的前提。确认应急目标一般是从工作场所存在的职业病危害因素中，找出可导致急性中毒、窒息、化学灼伤、高温中暑及急性放射病等急性职业损伤风险的危害因素。结合工程分析职业病危害因素的时空分布情况，明确可能发生急性职业损伤的工作场所。

准确确定应急目标，需注意以下方面：全面识别存在的职业病危害因素，不能有遗漏；不把安全生产、环境保护的危害因素，如机械伤害、触电等列为职业病危害的应急目标；有量的概念，只有使用量达到可能导致急性损伤才可以确定，如喷墨环节使用的油墨中含苯极低，不可能导致急性苯中毒；注意将检维修、密闭空间作业等作为重点环节。

常见可导致急性损伤的职业病危害因素包括：

窒息性气体：包括导致组织细胞缺氧窒息的化学窒息性气体如硫化氢、一氧化碳等，以及单纯窒息性气体如氮气、甲烷、二氧化碳等。

刺激性气体：指对眼、呼吸道黏膜和皮肤具有刺激作用，引起机体急性炎症、肺水肿等气态物质，如氨气、氯气、光气、二氧化硫、氮氧化物等。

酸碱：如氢氧化钠、硫酸、硝酸等。

易挥发性化学物质：如常见的有机溶剂。

物理性因素：常见的有高温、激光、放射性因素等，易导致劳动者发生中暑、烧灼伤和急性放射性损伤。

二、应急救援措施

根据应急救援措施，结合相关法律法规、标准规范的要求，评价其全面性、合理性和符合性、有效性。

1.全面性

应急救援措施的全面性，一是结合急性职业损伤发生的可能性及损伤类型，准确、全面确定应急目标及需要采取应急救援措施的工作场所；二是拟配备或所配置的应急救援措施应当无所遗漏，既要包括现场应急需要的检测预警、喷淋洗眼的设备或设施，还应当包括事故发生后的应急器材、设备和药品，以及通信、运输设备等。

2.合理性和符合性

依据应急救援相关的法律法规、标准规范，对拟采取或已采取的应急救援措施的合理性进行分析评价，是一种符合性的评价，以确保拟采取或已采取的措施能够满足现场突发急性职业损伤的需要。例如，对可能发生急性职业中毒的作业场所，应重点考虑检测报警装置、事故通风设施，而对可能发生的酸、碱灼伤情况，应首先考虑喷淋洗眼设施的设置。

3. 有效性

有效性评价主要是对照标准规范、必要时进行相关技术参数测定，以确定拟采取或已采取措施的性能参数，是否能确保相关设施、器材和用品在应急状态下有效。例如，检测报警装置的报警阈值设置情况，事故通风装置的换气次数设置情况，现场设置的喷淋洗眼设施的水压等。

三、应急救援管理

应急救援管理方面，主要集中于现场应急救援设施、应急救援预案及现场医疗救助。现场应急救援设施管理应针对应急相关警示标识设置、设施运行维护等；应急救援预案管理主要针对预案的整体框架、组织机构及人员设置、专项预案针对性及演练情况等；现场医疗救助管理主要针对应急事件第一现场急救能力及周边医疗卫生资源供给服务能力等。

四、提出针对性建议

对照应急救援措施配置与管理相关法律法规、标准规范要求，在前述分析、评价的基础上，提出具体的、有针对性的改进建议和措施，提高用人单位的整体应急救援能力。

应急救援措施评价案例

某生活垃圾焚烧发电项目，对现场应急救援设施、应急救援预案及演练、现场救治情况进行应急救援措施分析与评价。

某县生活垃圾焚烧发电项目，共有 2 条 300t/d 垃圾焚烧线和 1 套 12MW 汽轮发电机组。该项目劳动定员总数为 64 人。该项目主体工程包括垃圾接收贮存及输送系统、垃圾焚烧系统、烟气净化系统、灰渣处理系统、余热发电系统、水处理系统及渗滤液处理系统。公辅工程包括综合水泵房、净水站、冷却塔、化验、检维修、综合楼、宿舍、食堂等。

生产工艺流程：略。

职业病危害因素识别：略。

（一）应急救援目标分析

根据工程分析及职业病危害因素特点，该项目可能导致急性职业损伤的职业病危害因素包括甲硫醇、硫化氢、氨、一氧化碳、盐酸、氢氧化钠、次氯酸钠、尿素及高温等。具体应急风险情况见表4.1。

表4.1 急性职业损伤应急风险分析表

序号	应急区域或场所	应急目标	急性职业损伤
1	垃圾池、渗滤液沟、气浮间	甲硫醇、硫化氢、氨	甲硫醇中毒、硫化氢中毒、氨中毒
2	焚烧炉	一氧化碳、高温	一氧化碳中毒、高温中暑
3	中水处理加药间、原水处理加药间、化验室	盐酸、氢氧化钠	化学性眼灼伤、化学性皮肤灼伤
4	循环水加药间、原水处理加药间	次氯酸钠	化学性眼灼伤、化学性皮肤灼伤
5	污泥脱水间、综合污水站沉淀池清淤作业	硫化氢、氨	硫化氢中毒、氨中毒
6	锅炉间、汽机房	高温	高温中暑
7	SNCR间	氨	氨中毒

（二）现场应急救援设施调查

该项目现场应急救援设施主要包括气体检测报警仪、喷淋洗眼器、应急个体防护装备（应急防毒面具、正压式空气呼吸器）及医药箱。

1. 气体检测报警装置

在易发生硫化氢、一氧化碳、甲烷等泄漏的工作场所设置了可燃、有毒气体检测报警设施。具体设置情况见表4.2、表4.3。定期对检测报警装置、正压空气呼吸器等应急设施进行校准、维护，保证其有效性。

表4.2　现场气体检测报警装置

设置位置	报警装置	数量	安装高度	探测器	报警范围
卸料大厅卸料口	固定式可燃气体（CH₄）检测报警仪	2	泄露点上方1.5m	电化学	一级：25%LEL；二级：50%LEL
渗沥液坑及检修通道	固定式 H₂S 检测报警仪	1	泄露点下方，距地面0.5m	电化学	预报值：3.5×10^{-6}；警报值：7.0×10^{-6}
	固定式可燃气体（CH₄）检测报警仪	1	泄露点上方1.5m	电化学	一级：25%LEL；二级：50%LEL
渗沥液处理站气浮间	固定式 H₂S 检测报警仪	1	泄露点下方，距地面0.5m	电化学	预报值：3.5×10^{-6}；警报值：7.0×10^{-6}
	固定式可燃气体（CH₄）检测报警仪	1	泄露点上方1.5m	电化学	一级：25%LEL；二级：50%LEL
渗沥液处理站厌氧池	固定式可燃气体（CH₄）检测报警仪	1	泄露点上方1.5m	电化学	一级：25%LEL；二级：50%LEL

表 4.3　便携式气体检测报警装置阈值设置

安装位置	名称	数量	报警范围
中央控制室	便携式多合一检测仪（CO/NH$_3$/H$_2$S/可燃）	2	H$_2$S 预报值：3.5×10^{-6}；警报值：7.0×10^{-6}；CO 预报值：12.9×10^{-6}；警报值：25.7×10^{-6}；氨预报值：21.2×10^{-6}；警报值：42.4×10^{-6}；可燃气一级：25%LEL；二级：50%LEL；氧气报警值：19.5%
渗滤处理站	便携式多合一检测仪（O$_2$/NH$_3$/H$_2$S/可燃）	2	
检修班组	便携式多合一检测仪（O$_2$/NH$_3$/H$_2$S/可燃）	2	

2. 事故通风

在可能发生急性中毒的工作场所设置了事故通风装置，兼顾日常机械通风。可燃、有毒气体检测报警设施与事故通风装置连锁。事故通风机的控制开关应分别设置在室内、室外便于操作的地点。具体设置见表 4.4。

表 4.4　事故通风装置设置情况

序号	安装位置	设备	型号	换气次数	数量	备注
1	SNCR 间	轴流风机	DWBFJ-AF	8 次/h	2	防爆型
2	渗滤液收集池、渗滤液廊道	轴流风机	DWBFJ-AK	8 次/h	4	防爆防腐型
3	中水处理加药间	轴流风机	DWBFJ-AK	8 次/h	2	
4	原水处理加药间	轴流风机	DWBFJ-AK	8 次/h	2	
5	污泥脱水间、泵房、设备间	轴流风机	DWBFJ-AF	8 次/h	6	防爆型

3. 风向标

综合厂房设置高位风筒式风向标。

4. 喷淋洗眼器

现场设置的冲洗喷淋设备半径＜15m，水源就近接自不间断生活水管线，冬季采取防冻措施，保证水路通畅。具体设置见表4.5。

表4.5　固定式喷淋洗眼器设置情况

设置位置	数量	类型	参数
中水处理加药间	1	淋浴洗眼器	防腐蚀环氧树脂材料，落地式复合式洗眼及喷淋装置：洗眼器高度：97cm，冲淋头高度：210cm，水流速度3L/min左右，水温介于15~37℃
化验室	1	淋浴洗眼器	

5. 围堰

在加药间、渗滤液处理站等车间存储腐蚀性化学物储罐周围设置，围堰高度满足最大泄漏量需要，车间地面设泄险沟。安装位置包括盐酸储罐及计量罐、氢氧化钠储罐及计量罐、渗滤液处理站滤液储罐。

6. 应急物资柜

在中央控制室、渗滤液控制室各设置1个应急柜，应急柜内内容物情况见表4.6。

7. 医药箱

在中央控制室、检修班组设置急救箱及急救药品。定期对急救药品进行更换，确保其在使用有效期内。

该项目急救箱配置清单：略。

8. 应急照明设施

全厂设事故照明设施。

具体设置位置：略。

表 4.6　应急柜内容物配备情况

序号	物资名称	数量	备注
1	正压式空气呼吸器（G-F-6.8/30）	2	—
2	防毒全面具（3M6200）	4	配 6006 滤毒盒，防护多种气体
3	耐酸碱手套	4	—
4	防护服	4	—
5	胶靴	4	—
6	安全帽	2	—

（三）职业病危害应急救援预案与演练

制定了职业病危害事故应急救援预案和专项预案，预案规定各部门的应急救援职责、预防与预警、信息上报与处置、应急响应、后期处置、保障措施等详细内容。

专项应急救援预案包括：有毒物质（硫化氢、氨、一氧化碳等）中毒、一氧化碳等导致窒息事故、盐酸、氢氧化钠化学性灼伤、高温中暑等。定期进行应急救援预案演练并填写演练记录和问题反馈记录。

（四）现场急救与医疗卫生资源

本项目距离某市中心医院约 9km，该医院占地 13.6 万 m^2，建筑面积近 20 万 m^2，编制床位 1450 张，设有 34 个临床科室、11 个医技科室。

医院设备、技术力量情况：略。

发生应急事故时 15min 内可以到达现场，作为建设项目医疗应急救援协作单位。

（五）应急救援措施评价

结合《职业病防治法》《使用有毒物品作业场所劳动保护条例》

GBZ 1 等要求，编制检查表对该项目应急救援措施评价，见表 4.7。

表 4.7　应急救援设施评价检查表

检查依据	检查内容	检查结果	结论
《职业病防治法》第 37 条	发生或者可能发生急性职业病危害事故时，用人单位应当立即采取应急救援和控制措施，并及时报告所在地卫生行政部门和有关部门。卫生行政部门接到报告后，应当及时会同有关部门组织调查处理；必要时，可以采取临时控制措施。卫生行政部门应当组织做好医疗救治工作	建设单位建立了《职业病危害应急救援预案》，规定发生或者可能发生急性职业病危害事故时，建设单位应当立即采取应急救援和控制措施，并及时报告所在地监督管理部门和有关部门	符合
GBZ1-2010 6.1.7	可能存在或产生有毒物质的作场所应根据有毒物质的理化特性和危害特点配备现场急救用品，设置冲洗喷淋设备、应急撤离道、必要的泄险区以及风向标。泄险区应低位设置且有防透水层，泄漏物质和冲洗水应集中纳入业废水处理系统	建设单位中控室及检修班组设置急救药箱，渗滤液处理系统中水车间及水处理化验室均设置固定式喷淋洗眼器。盐酸、氢氧化钠均设置泄险区	符合
GBZ1-2010 8.1	生产或使用有毒物质的、有可能发生急性职业病危害的工业企业的劳动定员设计应包括应急救援组织机构（站）编制和人员定员	本项目根据生产实际情况，成立了应急救援组织机构，机构设置在安健环部，设立了专职管理人员	符合
GBZ1-2010 8.1.1	应急救援机构（站）可设在厂区内的医务所或卫生所内，设在厂区外的应考虑应急救援机构（站）与工业企业的距离及最佳响应时间	建设单位应急救援机构设在安健环部	符合

表 4.7（续）

检查依据	检查内容	检查结果	结论
GBZ1-2010 8.3	有可能发生化学性灼伤及经皮肤黏膜吸收引起急性中毒的工作地点或车间，应根据可能产生或存在的职业性有害因素及其危害特点，在工作地点就近设置现场应急处理设施。急救设施应包括：不断水的冲淋、洗眼设施；气体防护柜；个体防护用品；急救包或急救箱以及急救药品；转运病人的担架和装置；急救处理的设施以及应急救援通信设备等	建设单位中控室及检修班组设置急救药箱，中央控制室、渗滤液控制室，设置应急物资柜，渗滤液处理系统中水车间及水处理化验室均设置固定式喷淋洗眼器。盐酸、氢氧化钠均设置泄险区	符合
GBZ1-2010 8.3.1	应急救援设施应有清晰的标识，并按照相关规定定期保养维护以确保其正常运行	建设单位应急救援设施应有清晰的标识，并按照相关规定定期保养维护以确保其正常运行	符合
GBZ1-2010 8.3.2	冲淋、洗眼设施应靠近可能发生相应事故的工作地点	建设单位冲淋、洗眼设施应靠近可能发生相应事故的工作地点	符合
GBZ1-2010 8.3.3	急救箱应当设置在便于劳动者取用的地点，并由专人负责定期检查与更新	急救箱设置在中央控制室、渗滤液控制室，便于劳动者取用，并定期检查更新	符合
GBZ1-2010 8.5	对于生产或使用有毒物质，且有可能发生急性职业病危害的企业，应制定应对突发职业中毒的应急救援预案	建设单位制定有《职业病危害事故应急救援预案》，本年度已针对急性中毒进行应急演练，尚未针对高温中暑进行应急演练	基本符合

表 4.7（续）

检查依据	检查内容	检查结果	结论
《用人单位职业卫生基础建设主要内容及检查方法》	建立健全急性职业病危害事故应急救援预案。针对存在急性中毒风险的用人单位（没有救援条件的单位），是否与最近有救援条件的医疗单位签订救援协议等	建设单位制定有应急救援预案，与最近有救援条件的医疗单位签订救援协议	符合
	定期演练职业病危害事故应急救援预案	建设单位制定有《事故应急救援预案》，本年度已针对急性中毒进行应急演练，尚未针对高温中暑进行应急演练	基本符合
《使用有毒物品作业场所劳动保护条例》（国务院令〔2002〕第 352 号）第十七条	从事使用高毒物品作业的用人单位，应当配备专职的或者兼职的职业卫生医师和护士；不具备配备专职的或者兼职的职业卫生医师和护士条件的，应当与依法取得资质认证的职业卫生技术服务机构签订合同，由其提供职业卫生服务	距离某市中心医院约 9km，发生应急事故时可与其联系。发生事故时 15min 内可以到达现场，作为建设项目医疗应急救援协作单位，但未与其签订应急救援协议	符合

　　由上表可知，该建设单位应急救援设施存在的问题有：未对应急救援机构及人员配置情况进行说明；未对高温中暑应急预案演练进行说明。

（六）应急救援措施补充建议

　　按照 GBZ1 要求，配备足够急救人员，并进行相关知识和技能的培训；结合高温中暑预案，至少每年组织 1 次演练，并将演练过程存档。

（张海东）

参考文献

［1］张敏，鲁洋，吴宗之，等.《工业企业设计卫生标准》历史沿革及展望
　　　［J］.劳动保护，2016（7）：86-89.

［2］邬堂春.职业卫生与职业医学［M］.北京：人民卫生出版社，2020.

［3］SH 3047-1993（条文说明），石油化工企业职业安全卫生设计规范［S］.

［4］文科武.新版《石油化工可燃气体和有毒气体检测报警设计标准》解
　　　读［J］.石油化工自动化，2020，56（1）：19-21.

［5］刘小林.GB/T 38144.1-2019《眼面部防护 应急喷淋和洗眼设备 第1
　　　部分：技术要求》解读［J］.中国个体防护装备，2020（3）：41-44.

［6］卫生健康委综合监督局.职业卫生监督员培训教材——职业卫生监督
　　　实务［M］.北京：人民卫生出版社，2020.

［7］GB/T 29639-2013，生产经营单位生产安全事故应急预案编制导则［S］.

第五章　个体防护用品评价

第一节　概述

个体防护用品（PPE）又称劳动保护用品，指劳动者在劳动中为防御物理、化学、生物等外界因素伤害而穿戴、配备，以及涂抹、使用的各种物品的总称。PPE 是保护劳动者在劳动过程中减轻职业病危害所使用的防护装备，是保障劳动者职业健康的最后一道防线。需要特别指出的是，PPE 的使用不是代替改善作业环境和减少接触时间的理由，用人单位应当优先采用有利于防治职业病和保护劳动者健康的新技术、新工艺、新设备、新材料，逐步替代职业病危害严重的技术、工艺、设备、材料；逐步完善作业流程，减少劳动者接触职业病危害因素的时间。

一、PPE 分类

呼吸防护：用于保护作业人员的呼吸道，防止有害物质通过呼吸道进入人体，是最重要的一类职业危害防护用品。主要包括防尘口罩、自吸过滤式防毒面具、动力送风过滤式呼吸器、长管呼吸器、自给式空气呼吸器等。

眼、面部防护：用于保护作业人员的眼、面部，防止化学毒物、紫外线、电磁辐射、酸碱溶液的伤害。主要包括防酸碱面罩、焊接眼面护具、防 X 射线眼镜、激光防护镜等。

听觉器官防护：是降低噪声、保护听力的有效措施。主要有耳塞和耳罩。

防护服装：用于保护作业人员免受作业环境的化学、物理和生物有害因素的伤害。主要包括防尘服、化学防护服、隔热服、防 X 射线工作服、医用一次性防护服等。

手部防护：用于保护手及手腕、手臂免受伤害。主要包括耐酸碱手套、焊工手套、耐高温防火手套、防 X 射线手套及各种套袖等。

足部防护：用于保护足部免受伤害。主要包括耐酸碱鞋、耐高温鞋等。

护肤类：用于保护裸露的皮肤，主要包括护肤膏和洗涤剂。护肤膏用于劳动时的防护，洗涤剂用于皮肤受污染后的清洗。

二、PPE 配备原则

个体防护用品选择的适当与否，直接关系到其职业病危害防护效果和工作效率。选择防护用品必须具有针对性，在充分的防护后还应保持适度性，过度防护和防护不足都会带来负面影响。

根据行业及作业类别和工种配备：个体防护装备配备规范是强制性国家标准，包含 4 个部分：第一部分总则，第二部分石油、化工、天然气，第三部分冶金、有色，第四部分非煤矿山，今后还将颁布更多行业的强制性国家标准。用人单位应根据标准要求，按照不同的行业中的作业类别和工种，选择相应的个体防护用品。

根据工作场所有害因素及其浓度 / 强度配备：应依据国家法律、法规、标准及专业知识，针对不同作业场所、生产工艺、作业环境的特点，正确识别工作场所可能存在的危害因素。应对生产经营活动中的各因素，包括人员、设备设施、使用物料、工艺方法、环境条件、管理制度等进行系统分析。不仅应分析正常生产操作中存在的危害因素，还应分析技术、材料、工艺等发生变化、设备故障或失效、人员操作失误等情况下可能产生的危害因素。

正常生产状况下，根据工作场所存在的危害因素，选择相应的个体防护用品，如存在粉尘时，应选用防尘口罩、防尘眼镜、防尘服等；存在化学有害因素时，根据其存在形式、发散方式、入侵途径等，选择配备相应过滤元件的过滤式防毒面具、长管呼吸器或自给式空气呼吸器；存在噪声、高温或者电离辐射，选择相应的护耳器、隔热服或者辐射防护服。

应依据 GB/T18664，根据有害因素的浓度，选择相应的呼吸防护用品。该标准中有两个关键概念：一个是呼吸防护用品的指定防护因数，即指呼吸防护用品在适合使用者佩戴且正确使用的前提下，预期能将空气污染物浓度降低的倍数。另一个概念是危害因数，即空气污染物浓度与 OEL_s 规定浓度的比值，取整数。选用呼吸防护用品时，要选用指定防护因数大于危害因数的呼吸防护用品。例如，指定防护因数为 10 的自吸过滤式半面罩，可将工作场所相应的有害物浓度降低约 10 倍，若现场有害物浓度是 OEL_s 的 5 倍，即其危害因素为 5，则劳动者佩戴该自吸过滤式半面罩合适，若现场该有害物危害因数大于 10，则不能选用自吸过滤式半面罩，须选择具有更高的指定防护因数的呼吸防护用品，如全面罩，其指定防护因数为 100。

表 5.1　各呼吸防护用品的指定防护因数

呼吸防护用品类型	面罩类型	正压式	负压式
自吸过滤式	半面罩	不适用	10
	全面罩		100
送风过滤式	半面罩	50	不适用
	全面罩	＞ 200 ～＜ 1 000	
	开放型面罩	25	
	送气头罩	＞ 200 ～＜ 1 000	
供气式	半面罩	50	10
	全面罩	1 000	100
	开放型面罩	25	不适用
	送气头罩	1 000	
携气式	半面罩	＞ 1 000	10
	全面罩		100

在异常生产状况下或应急状况下，若现场有害物的浓度超过 IDLH（立即威胁生命和健康），或者现场浓度未知，应按照最高防护级别来配备个体防护用品，如佩戴便携式空气呼吸器；若有害物能经皮吸收，还应穿戴 A 级防护服（气密性防护服）。

第二节　评价依据

一、法律法规

有关 PPE 配备与使用等法律法规主要有《职业病防治法》等法律法规，其具体规定条款分别为：《职业病防治法》第二十二条、第三十四条，《中华人民共和国劳动法》第五十四条，《安全生产法》第四十五条、第四十七条、第五十七条，《使用有毒物品作业场所劳动保护条例》第二十一条，《工作场所职业卫生管理规定》第十六条。均规定了用人单位必须为劳动者提供个人使用的职业病防护用品。用人单位为劳动者个人提供的职业病防护用品必须符合国家标准或者行业标准的要求，并经常性地维护、保养，确保防护用品有效。用人单位应开展培训，指导劳动者正确使用职业病防护设备和个人使用的职业病防护用品。用人单位在个体防护用品方面应有相应的经费预算。同时，劳动者也应按规定正确佩戴和使用，并接受监督。

二、规范与标准

《用人单位劳动防护用品管理规范》，对 PPE 的选择、采购、发放、培训、使用、维护、更换及报废作出具体规定，如接触噪声的劳动者暴露于工作场所 $80dB \leqslant L_{EX, 8h} < 85dB$，用人单位应当根据劳动者需求，为其配备适用的护听器，当暴露于 $L_{EX, 8h} \geqslant 85dB$ 的工作场所时，用人单位必须为劳动者配备适用的护听器，并指导劳动者正确佩戴和使用。劳动者暴露于工作场所 $L_{EX, 8h}$ 为 85～95dB 的

应选用护听器 SNR 为 17 ～ 34dB 的耳塞或耳罩；劳动者暴露于工作场所 LEX，8h ≥ 95dB 的应选用护听器 SNR ≥ 34dB 的耳塞、耳罩或同时佩戴耳塞和耳罩，耳塞和耳罩组合使用时的声衰减值，可按二者中较高的声衰减值增加 5dB 估算。详细的护听器选用，可参考 GB/T23466 的标准要求。

对于呼吸防护用品的选择，可以按照 GB/T18664 的要求进行评价。而针对有机溶剂的个人防护，可以参考 GBZ/T195 的具体要求。

其他方面的个体防护用品，可按照 GB39800 的第二、三、四部分进行评价，此规范中还同时指出了每种个体防护用品允许的最长更换周期，可为用人单位在个体防护用品的管理提供参考。

常用评价依据：

《用人单位劳动防护用品管理规范》（安监总厅安健〔2018〕3 号）；

GBZ/T 195-2007 有机溶剂作业场所个人职业病防护用品使用规范；

GBZ/T 205-2007 密闭空间作业职业危害防护规范；

GB/T 18664-2002 呼吸防护用品的选择、使用与维护；

GB/T 23466-2009 护听器的选择指南；

GB39800.1-2020 个体防护装备配备规范 第一部分：总则；

GB39800.2-2020 个体防护装备配备规范 第二部分：石油、化工、天然气；

GB39800.3-2020 个体防护装备配备规范 第三部分：冶金、有色；

GB39800.4-2020 个体防护装备配备规范 第四部分：非煤矿山。

第三节　评价内容与方法

一、评价内容

GBZ/T 277 第八部分评价内容中指出，职业病危害评价应包括个人使用的职业病防护用品配备的符合性和有效性。

在职业病危害预评价时，PPE 分析与评价应按照划分的评价单元，根据拟建项目在建设期和建成投入生产或使用后的作业岗位环境状况、职业病危害因素特点、类比检测或分析推测结果，以及 GB39800、GB/T 18664 等相关职业卫生法规标准要求，分析可行性研究报告中提出的防护用品配备状况，预测各主要职业病危害因素的接触水平，评价拟配备 PPE 的合理性与符合性。

在职业病危害控制效果评价和现状评价时，应结合各接触职业病危害因素的作业岗位及其相关工作地点的环境状况、职业病危害因素的特点、作业人员实际接触状况等，调查各接触职业病危害因素的作业岗位所配备 PPE 的种类、数量、性能参数、适用条件，以及使用管理制度的执行情况等。再按照划分的评价单元，针对其存在的各类职业病危害作业工种（岗位），根据其个人使用的职业病防护用品调查结果、职业病危害因素调查与检测结果，对照相关标准要求，评价配备 PPE 的符合性与有效性。

在进行职业病防护设施设计时，应根据法律法规规定，在进行职业病防护设施投资概算中，包含 PPE 的费用。

二、评价方法

评价 PPE 的方法有职业卫生现场调查、检查表和类比分析等方法。

职业卫生现场调查，即调查接触职业病危害因素的各作业岗位所配备 PPE

的种类、数量、性能参数、适用条件，以及使用管理制度的执行情况。预评价时，可以分析可行性研究报告中提出的防护用品配备情况，根据配备要求，评价其符合性与有效性。

表 5.2 个体防护用品调查表

评价单元	岗位／工种	职业病危害因素的接触水平	配备的防护用品名称	性能参数	数量	更换周期／月

检查表是根据国家有关法律法规和技术规范、标准的要求，通过对建设项目的详细分析和研究，列出有关个体防护用品的检查单元、检查依据、检查内容、该项目情况、检查结果等，编制成表，逐项检查符合情况，找出该项目在个体防护用品方面存在的问题、不足和缺陷。

表 5.3 个体防护用品检查表

评价单元	检查依据	检查内容	该项目情况	检查结果

类比法，一般用于职业病危害预评价，通过类推拟评价项目职业病危害因素的种类和危害程度，拟采取的 PPE 管理措施和配备标准，预测其合理性与符合性。

三、评价注意事项

对 PPE 评价时，由于相应标准和规范较多，专业性强，容易忽视某些内容，主要有以下注意事项。

（1）当工作场所同时存在多种职业病危害因素时，应考虑 PPE 兼容性。例如在焦化厂的焦炉旁，工作场所同时存在焦炉逸散物、石油沥青烟等油性颗粒物和粉尘时，应选用防油的过滤效率较高的口罩，如P100口罩。当工作场所中存在金属热球飞溅且粉尘浓度较大时宜选用加有阻燃层的防尘口罩。

（2）除分析各岗位职业病危害因素的接触水平外，还应考虑是否是缺氧环境，特别是在密闭空间作业时，各种过滤式的呼吸防护用品不能用于缺氧环境。

（3）在评价用人单位的PPE采购情况时，应调查其采购合同、发票，以及购买PPE的产品合格证。

（4）在评价PPE的使用时，用人单位应根据佩戴者身体尺寸或佩戴部位的尺寸大小，发放相应型号的用品。同时应考虑劳动者长时间佩戴的舒适性。

（5）多种PPE同时佩戴于一位劳动者时，应考虑不同防护用品间的协调性和集成性。

（6）GB 39800规定了各类防护用品的最长更换期限，应结合实际情况，根据工作场所的环境情况、使用频率及其自身性质，对更换期限作出评价。

（7）在评价PPE配备时，应包括在本单位工作的所有劳动者，包括劳务派遣工和项目承包工程的劳动者。

（8）在职业卫生管理评价中，其职业卫生培训内容应包含正确使用PPE培训。

（9）在职业病防护设施专项经费的评价时，应包含对PPE所需费用的评价。

（10）当职业健康监护中发现问题时，应同时考虑岗位PPE的配备情况和劳动者是否能正确进行穿戴防护用品。

（宋利群）

参考文献

［1］刘宝龙.职业卫生评价与检测［M］.北京：煤炭工业出版社，2013.

［2］孙承业.中毒事件处置［M］.北京：人民卫生出版社，2013.

［3］李涛.用人单位职业病防治实用指南［M］.北京：中国科学技术出版社，2006.

［4］张斌.工业企业噪声危害控制及听力保护［M］.北京：化学工业出版社，2015.

第六章　职业卫生管理评价

《职业病防治法》规定，用人单位是职业病防治工作的主体，是职业病防治第一责任人。职业危害预防与治理工作的关键在用人单位，存在职业危害的用人单位应建立健全职业病防治管理体系，全面落实职业病防治的各项法律法规，对职业病危害进行源头控制，为劳动者提供符合国家职业卫生标准和要求的工作环境，保障劳动者的健康权益。

《用人单位职业病防治指南》《工作场所职业卫生管理规定》等，要求企业采取的职业卫生管理内容，可归纳为：①机构与制度保障，②健康教育与职业卫生培训；③职业危害告知与警示；④作业场所管理；⑤防护设施与专项投资；⑥职业健康监护；⑦个体防护用品（详见第五章）。

第一节　职业卫生制度保障

一、职业病防治责任制度

职业病防治责任制度，应包括主要负责人、分管负责人、管理人员，以及劳动者等各类人员的职业病防治职责和义务，职业卫生领导机构、职业卫生管理部门、其他相关管理部门在职业卫生方面的职责和要求，以及制定职业病防治长期规划、年度计划和实施方案。

二、职业卫生管理制度

管理制度包括告知与警示制度、职业危害申报制度、职业健康教育与培训制度、职业危害防护设施维护检修制度、个体防护用品管理制度、职业危害监测及评价制度、职业卫生"三同时"管理制度、职业健康监护及健康档案管理制度、职业病危害事故处置与报告制度、应急救援管理制度、岗位职业卫生操作规程等制度。

三、职业卫生管理机构和人员

用人单位应明确设置或指定职业卫生管理机构或者组织,并组织开展实际工作。职业危害严重或接害劳动者超过 100 人的用人单位,应当配备专职的职业卫生管理人员;其他存在职业病危害的用人单位、劳动者在 100 人以下的用人单位,应当配备兼职的职业卫生管理人员。

四、职业卫生档案

职业卫生档案项目应包括职业病防治责任制文件;职业卫生管理规章制度与操作规程;工作场所职业病危害因素种类清单;职业危害的岗位分布以及作业人员接触情况等资料;职业病防护设施、应急救援设施基本信息,以及配置、使用、维护、检修与更换等记录;工作场所职业病危害因素检测、评价报告与记录;职业病防护用品配备、发放、维护与更换等记录;主要负责人、职业卫生管理人员和职业病危害严重工作岗位的劳动者等相关人员职业卫生培训资料;职业病危害事故报告与应急处置记录;劳动者职业健康检查结果汇总资料,存在职业禁忌、职业健康损害或者职业病劳动者的处理和安置情况记录;建设项目职业卫生"三同时"有关技术资料,以及备案、审核或者验收等文件;职业病危害项目申报等档案。

第二节　职业健康教育

一、健康教育对象

职业健康教育对象主要是指生产活动中接触职业危害因素的作业人员。重点教育培训对象为，用人单位的主要负责人和职业卫生管理人员、上岗前的劳动者，以及定期对在岗期间的劳动者。除此之外，还应对全员进行一般健康教育，全面贯彻落实健康中国战略。

二、健康教育内容

职业健康教育的主要内容应当是职业卫生相关法律法规，职业病防治知识等。同时，用人单位还应积极参与健康中国建设，按照《健康中国"2030"规划纲要》精神，争创健康企业。在全体员工中广泛开展多种形式的健康知识普及，传播健康先进理念和文化，倡导健康生活方式和健康工作方式。健康教育内容应多样化，不仅限于职业健康知识的传播，还应定期组织传染病、慢性病、心理健康、健康基本技能等内容的健康教育活动，提高员工健康素养。有职工食堂的用人单位还应定期对食堂管理和从业人员开展营养、平衡膳食和食品安全相关培训。应重点关注职业人群健康素养提升，为职业人群提供知识、技能、服务，促使其自觉地采纳有益于健康的行为和生活方式。

第三节　职业危害告知

一、告知内容

劳动过程中可能接触职业病危害因素的种类、危害程度；职业病防治制度和岗位职业卫生操作规程；提供的职业病防护设施和个体防护用品的操作使用方式；作业场所职业病危害因素检测与评价结果；职业卫生知识培训；工伤社会保险待遇告知；定期职业健康检查结果等。

生产工艺过程中存在职业危害的技术、工艺和材料，应及时告知员工主要化学物 MSDS（物质安全数据表）；可能产生职业病危害的设备应有中文说明书；使用、生产、经营产生职业病危害的化学品应有中文说明书。

二、告知方式

劳动合同告知：存在职业危害的用人单位应采取劳动合同告知方式，在合同中载明可能产生的职业病危害及其后果；并载明职业病防护措施和待遇，也可通过补充合同或专项合同告知。

作业场所警示告知：依据《职业病防治法》、GBZ158、GBZ/T203 等规定，应在醒目位置设置公告栏，公布有关职业病防治的规章制度、操作规程、职业病危害事故应急救援措施。一般有毒作业场所设置黄色区域警示线、高毒作业场所设置红色区域警示线。对有严重职业危害的作业岗位，应当设置警示标识和中文警示说明、职业病危害告知卡。严重职业病危害作业岗位是指存在矽尘、石棉粉尘、高毒和放射性物质的岗位。

职业危害与健康告知：公示工作场所职业病危害因素检测结果；职业健康检

查结果，应及时告知劳动者检查结论；对于患职业病或职业禁忌证的劳动者，应告知本人。

第四节　工作场所管理

一、生产工艺技术管理

优先采用有利于职业病防治和保护劳动者健康的新技术、新工艺和新材料，与现阶段国内同类技术相比，选用的生产工艺、技术、装备和材料应较为先进，尽量采用密闭化、机械化、自动化生产作业方式。

应开发低毒害的生产工艺技术路线，采用低毒或无毒化学物质代替高毒、有毒化学物质等。不生产、经营、进口和使用国家明令禁止的可能产生职业病危害的设备和材料。使用放射性同位素和含有放射性物质材料的，应有中文说明书。

二、有害作业岗位管理

必须明确接触职业危害的工作岗位、场所，准确辨识生产性粉尘、有毒有害化学物、噪声、高温等作业。建立职业危害作业岗位登记台账或清单，登记各职业危害作业岗位位置、所在部门、危害分级及其评估情况、日常检测和定期监测周期和要求、作业场所接触危害人员数量等，并保存各场所的日常检测和定期监测记录，形成各种作业场所的管理档案。依据 GBZ/T229.1 ～ 229.4 的规定，对生产性粉尘、化学物、高温和噪声危害进行分级，落实职业危害作业场所分级管控要求。

按规定将接触矽尘、石棉粉尘、高毒物质岗位与其他岗位隔离，将接触有毒有害岗位与无危害岗位隔开；有毒物品和粉尘的发生源布置在操作岗位下风侧。工作场所与生活场所分开，工作场所不得住人。

三、应急救援管理

对可能导致急性职业损伤的有毒、有害工作场所，按照 GBZ/T233 要求，设置报警装置，配置现场急救用品、冲洗设备、应急撤离通道和必要的泄险区。放射工作场所配置安全连锁与报警装置。

建立健全急性职业病危害事故应急救援预案，并定期演练；并在醒目位置公布职业病危害事故应急救援措施。发生急性职业病危害事故应及时向所在地政府主管部门报告。

四、职业危害因素检测

用人单位应根据已确认的职业危害因素作业岗位，按 GBZ159 要求，明确检测点、职业病危害因素种类、检测周期，对作业场所的职业病危害因素进行检测，或委托专业技术服务机构进行检测，建立职业病危害因素检测档案。根据检测结果，比对国家职业卫生标准，作出符合性判定和评价。

对发现职业危害因素有不符合国家卫生标准和卫生要求的，应及时整改，如仍不达标的应停产治理达标后方能生产。

五、职业危害评价与职业卫生"三同时"

职业危害评价与职业卫生"三同时"制度是《职业病防治法》规定的一项重要制度。职业卫生"三同时"是指建设项目的职业病防护设施必须与主体工程同时设计、同时施工、同时投入生产和使用。为预防、控制和消除建设项目可能产生的职业病危害，对新建、改建、扩建等建设项目进行职业危害评价，包括项目建设前进行的职业危害预评价、竣工验收时进行的控制效果评价。可能产生严重职业病危害的建设项目，应编制职业病防护设施设计专篇。

六、职业危害风险评估

用人单位应实施工作场所职业健康风险评估；建立企业职业病危害风险管控措施清单，对接触职业病危害的作业岗位实施风险管控；建立企业职业病危害隐患排查项目清单，实施职业病危害隐患排查；并对职业病危害隐患实施治理和验收。

第五节　防护设施保障制度

一、职业病防护设施专项投资

《职业病防治法》规定，用人单位应当保障职业病防治所需的资金投入，不得挤占、挪用，并对因资金投入不足导致的后果承担责任。用人单位按照职业病防治法的要求，用于预防和治理职业病危害、工作场所职业卫生检测、健康监护和职业卫生培训等费用，并按照有关规定，在生产成本中据实列支。

用人单位应制定职业病防治专项经费保障制度，规定职业危害防治经费的提取来源与额度、管理规定、支出项目等，如每年度的职业病防护设施、个体防护用品、应急救援设施、警示标识设施、职业危害因素检测设备、职业健康检查、职业健康教育、职业危害评价、职业卫生设施"三同时"及其他所需经费情况，做到台账翔实、专款专用。

二、职业病防护设施配备

采用有效的职业病防护设施；为员工提供符合国家职业卫生标准的职业病防护用品，并督促、指导员工正确佩戴和使用。

配备的防护设施应符合防护性能、适应对象等要求。防护设施技术档案应完整，包括：防护设施的技术文件，如设计方案、技术图纸、各种技术参数等；防护设施检测、评价和鉴定资料；防护设施的操作规程和管理制度；使用、检查和日常维修保养记录；职业卫生技术服务机构评价报告等。

三、职业病防护设施管理与维护

设置专人负责职业病防护设施管理、完善管理制度、定期对防护设施运行和防护效果检查。确保职业危害防护设施定期维护，有效运行。

防护设施效果检测：对非定型的防护设施，在投用前委托具备资质的技术服务机构检测、评价和鉴定；对未经检测或者检测不符合国家卫生标准和卫生要求的防护设施，不得使用。

日常维护：对防护设施进行定期或不定期检查、维修、保养，保证防护设施正常运转，每年应当对防护设施的效果进行综合性检测，评定防护设施对职业病危害因素的控制效果。

知识培训和指导：对劳动者进行防护设施操作规程、防护设施性能、使用要求等相关知识培训，指导劳动者正确使用职业病防护设施。

设施管理：不得擅自拆除或停用防护设施。如因检修需要拆除的，应当采取临时防护措施，并向劳动者配发防护用品，检修后及时恢复原状。

第六节　职业健康监护

一、职业健康监护种类

用人单位应当落实法律义务，组织劳动者进行职业健康检查。健康检查包括上岗前、在岗期间、离岗时和应急职业健康检查。

上岗前的职业健康检查对象，是拟从事接触职业病危害作业的新录用劳动者，包括转岗到该作业岗位的劳动者，以及拟从事有特殊健康要求作业的劳动者。

在岗期间的职业健康检查，应根据劳动者所接触的职业病危害因素，按照 GBZ 188 等标准规定，确定接触劳动者的健康检查项目和检查周期。

应急职业健康检查是出现紧急情况时的检查，如劳动者在作业过程中出现与所接触职业病危害因素相关的不适症状、劳动者受到急性职业中毒危害或者出现职业中毒症状等。

离岗健康检查，是对准备脱离所从事职业病危害作业或者岗位的劳动者进行的健康检查，应在劳动者离岗前 30d 内组织实施。劳动者离岗前 90d 内在岗期间的职业健康检查可以视为离岗职业健康检查。

二、职业健康管理

用人单位应建立职业健康监护档案，包括劳动者个体健康监护档案和用人单位健康监护管理档案两部分。

劳动者个体健康监护档案包括劳动者职业史、既往史和职业危害接触史，相应工作场所职业危害因素监测结果，职业健康检查结果及处理情况，职业病诊疗等健康资料。

用人单位健康监护管理档案包括职业健康监护委托书，职业健康检查结果报告和评价报告，职业病报告卡，用人单位对职业病患者、患有职业禁忌证者和已出现职业相关健康损害劳动者的处理和安置记录，用人单位在职业健康监护中提供的其他资料和职业健康检查机构记录整理的相关资料，职业卫生监管要求的其他资料。

应根据职业健康监护报告，采取下列措施：对有职业禁忌的劳动者，调离或者暂时脱离原工作岗位；对健康损害可能与所从事职业相关的劳动者，进行妥善安置；对需要复查的，安排复查和医学观察；对疑似职业病病人，安排其进行医学观察或者职业病诊断；对存在职业危害的岗位，应立即改善劳动条件，完善职业病防护设施，为劳动者配备符合国家标准的职业危害防护用品。新发生职业病时，应及时向当地卫生部门报告。

不得安排未经上岗前职业健康检查的劳动者从事接触职业危害的作业；不得安排孕期、哺乳期的女职工从事对本人和胎儿、婴儿有危害的作业。未进行离岗职业健康检查，不得解除或者终止劳动合同。对从事接触职业危害的作业劳动者，应给予适当岗位补贴。依法依规安排职业病病人进行治疗、康复和定期检查。如实、无偿为劳动者提供职业健康监护档案复印件。

三、职业健康监护资料评价

职业健康监护资料是职业健康监护全过程的客观记录，具有系统性、动态性、连续性，能够系统观察劳动者健康状况的变化，是评价个体和群体健康损害的依据，也是发现新职业危害因素、新健康危害效应的最好方法。

职业健康监护的目的主要是发现职业病、疑似职业病，发现靶器官损伤和效应指标异常，发现群体已知和未知效应指标的变化。通过职业健康检查结果评价职业危害的控制情况，即通过观察人体效应指标，界定危害暴露程度，确认危害的控制效果。用人单位应定期评估劳动者的职业健康监护资料、职业健康状况及长期趋势的风险。

职业健康监护资料是衡量职业危害程度和危害因素控制效果的"金标准"，在职业卫生管理和职业危害评价中，应充分利用职业健康监护资料，以人群健康效应评价工作环境，反映职业人群实际暴露水平，发现新职业危害因素和危害效应。如果发现群体发生相同疾病或相同器官损伤或观察指标异常，则可能存在已知或未知职业危害因素。

（邹立海）

参考文献

［1］ GBZ/T225-2010，用人单位职业病防治指南 [S].

［2］国家卫生健康委员会，工作场所职业卫生管理规定（中华人民共和国国家卫生健康委员会令 2020 年第 5 号）.

［3］国家安全监管总局办公厅，职业卫生档案管理规范（安监总厅安健〔2013〕171 号）.

［4］国家安全监管总局办公厅，用人单位职业病危害告知与警示标识管理规范（安监总厅安健〔2014〕111 号）.

第七章　采矿业案例

一、某煤矿职业危害评价

（一）项目概况

某煤矿为煤炭采、选联合生产矿山，井下采用综采放顶煤、综掘和炮掘工艺采掘；原煤运输采用刮板输送机和带式输送机运输；选煤厂采用跳汰洗选工艺选煤。产品为精煤，副产品为矸石和煤泥。

综采生产工艺流程：割煤→移刮板运输机→移支架→放顶煤→清理浮煤；综掘生产工艺流程：掘进→出煤出矸→敲帮问顶→支护。

（二）职业病危害因素识别

本项目职业病危害因素分布情况见表7.1。

表7.1　职业病危害因素分布

评价单元		设备／岗位	危害因素
井下	综采工作面	采煤机、刮板输送机、转载机、移支架工、运输皮带	煤尘、CO、H_2S、SO_2、NH_3、噪声
	综掘工作面	综掘机、支护工、绞车、信号把钩工、运输皮带	煤尘／岩尘、矽尘、CO、H_2S、SO_2、NH_3、噪声
	炮掘工作面	打眼支护工	岩尘、CO、CO_2、NO_x、H_2S、SO_2、NH_3、噪声、手传振动
		放炮工、耙装机、运输皮带	岩尘、CO、CO_2、NO_x、H_2S、SO_2、NH_3、噪声
	井下运输	运输皮带	煤尘／岩尘、噪声
地面	选煤厂	巡检工	煤尘、噪声

（三）职业病防护措施评价

1. 职业危害防护设施

煤矿职业病危害因素大部分存在于井下生产工作面，井下尘、毒综合防治的5项主要措施有：自动化与机械化、通风防尘、湿式作业与喷雾洒水降尘、除尘风机设备除尘、个体防护。地面生产中的职业危害防护措施相似，同时合理安排劳动制度，选煤厂采用巡检为主作业方式，以减少接触机会和时间；噪声防治主要采取消声、隔声、减振、加强个体防护等措施，高噪声设备集中设置。

防尘设施：产尘工序主要存在于井下采、掘工作面，尤其是割煤机割煤、掘进机截割煤／岩、打眼放炮等工序产尘量大。防尘设施主要有：①通风设施，矿井全面通风配合工作面局部通风除尘；②湿式作业设施，设置防尘水池及管路，采煤机、综掘机内外喷雾，湿式打眼，爆破前后喷雾洒水，湿料锚喷，出煤／矸、破碎、运输转载均设置喷雾；③风流净化，运输巷道设置风流净化水幕及压风喷雾装置，及时冲刷巷道及巷帮；④除尘器，打眼钻孔设置孔口捕尘器、综掘机配套湿式除尘器，选煤厂设置袋式除尘器；⑤个体防护，佩戴防尘口罩。

防毒设施：①通风设施，矿井全面通风配合工作面局部通风供给新鲜空气、排出污浊空气，稀释有毒有害气体；②监测，加强有毒有害气体浓度的监测监控；③爆破排烟，爆破后待炮烟充分排出后，作业人员方可进入作业场所；④个体防护，下井人员配备隔绝式压缩氧自救器。

防噪减振设施：①采用低噪声采掘、选煤设备，合理布置；②消声，通风机、局扇排风口设置消音装置；③隔声，破碎机、局扇等加装隔声罩；设置集控室、操作间；④其他，选煤厂大型设备减振降噪；配备防震手套、防噪耳塞。

2. 职业病危害因素检测及防护效果评价

某炮掘工作面的耙装机处、某综采工作面采煤机处的粉尘浓度超过 OEL_s；某综掘工作面综掘机司机、某炮掘工作面打眼支护工接触的噪声强度超过 OEL_s；其余作业场所各工种接触粉尘、化学毒物浓度及噪声强度均低于 OEL_s。

防护设施评价：①防尘防毒，粉尘是煤矿的主要职业病危害因素，也是煤矿职业病防治的关键点与难点。采取的通风、湿式作业、监测监控等措施起到了较好的防尘、防毒效果，但割煤机、综掘机、耙装机等岗位粉尘危害仍较重，应加强治理。对防尘、防毒设施应加强保养维护。②防噪声，煤炭采选生产中，噪声的危害无法避免，各种防噪声设施虽起到一定降噪效果，但综掘机司机、打眼支护工、选煤工等高噪声岗位接噪强度仍然较高，在采取常规防噪措施外，应加强对噪声超标岗位的综合治理，正确佩戴防噪护具。

3. 应急救援设施

本项目生产过程可能发生急性中毒、高温中暑等职业危害事故，因此应制定应急救援制度，编制了一氧化碳、硫化氢等毒物急性中毒、高温中暑等救援预案；建立兼职救护队，配置监测监控系统；依托职工医院，配备应急救援物资；定期开展应急救援预案的培训和演练；与就近的专业救援队伍及医疗机构签订救援协议。应急救援设施的设置符合要求。

4. 个体防护用品

本项目针对工作场所存在的职业危害因素，为劳动者配备了防震手套、防尘口罩、防噪耳塞、护目镜、隔绝式压缩氧自救器等个体防护用品。个体防护用品的采购、发放、使用管理、更换、报废等均按规定执行，符合要求。

（四）职业危害特点与建议

本项目主要职业病危害因素为粉尘、噪声，可能导致的职业病为矽肺、煤工尘肺、噪声聋。井工矿山掘进、采煤及选矿过程的粉尘、噪声超标问题，目前从工艺、技术上很难完全解决。煤矿采选过程的关键控制点包括井下采、掘工作面的割煤机、掘进机、打眼爆破等岗位。

粉尘防治的重点为通风设施、湿式作业降尘、除尘装置除尘。应定期对通风、喷雾、局部除尘设施等设备进行维护，保证有效运行。井下作业为高危环境，为保证安全，有的生产岗位不便于持续佩戴防噪护具，噪声防治的重点为选用低噪声、自动化生产设备，在噪声源加装隔声、消声设施，合理安排工作时间，减少工人接噪强度和时间。深部开采时，高温季节的井下高温也不容忽视，应当通过加强通风、设置制冷降温系统、合理安排工作时间等措施防治高温危害，预防高温中暑。

二、某金矿采选项目职业危害预评价

（一）项目概况与工程分析

某金矿2000t/d采选工程，建设内容有主体工程、配套及辅助工程和公用工程，由采矿系统、选矿系统、尾矿系统、辅助公用装置、运输系统组成。

采矿系统，采矿装置包括混合井、风井、运输系统、供风系统、供水系统、排水排泥系统、充填系统、采场；选矿系统包括矿仓、破碎厂房、主厂房（磨矿、分级、浮选）、脱水厂房（尾矿脱水浓密）、实验室；尾矿系统包括尾矿坝和尾矿泵站；辅助公用装置包括供水、排水、供电、供暖、压缩空气、维修等。

1. 原辅料与产品、副产品等

本项目矿石矿物主要有黄铁矿、黄铜矿、方铅矿、淡红银矿、银金矿等；脉石矿物主要有石英、绢云母、方解石。矿石中铅含量一般在 0～0.065%，锌含量一般在 0.003%～0.10%，砷含量一般为（13.76～13.96）×10^{-6}。本项目采选主要化学原辅料有，乳化炸药、丁基黄药（$C_4H_{90}CSSNa$）、2#油、40% 硝酸。乳化炸药主要由硝酸铵溶液、燃料油、乳化剂、稳定剂、敏化发泡剂、高热剂等成分组成，外包装为浸蜡药卷。2#油为深黄色油状液体，比重为0.905～0.912，是以松节油为原料，用硫醇作催化剂，酒精为乳化剂，在47～50℃温度下搅拌反应，使松节油中的蒎烯水合成萜烯醇，萜烯醇含量为50%。

本项目产品为金精矿，运至金精矿氰化厂再提炼。产生的废水有井下排水、选矿循环水、日常生活污水等，总量为7576m³/d。井下排水主要用于采选矿生产。选矿废水量为6000m³/d，多随尾矿进入尾矿库暴晒处理后再使用。生活污水排放量约为76m³/d。本项目废渣有采矿废石，用于井下回填和建筑材料外售；选矿系统尾砂，可回填；锅炉煤渣；通风除尘的粉尘，作为选矿原料使用。本项目废气，选矿系统使用丁基黄药和 2# 油时可产生挥发性气体，通过通风系统直接排出至室外；井下爆破作业产生炮烟，通过矿井排风排到地面大气中。

2. 主要生产工艺

采矿生产工艺为，采准与切割→回采（凿岩、爆破、通风）→出矿（铲运、破碎、顶板管理）→充填→矿柱回收。选矿生产工艺为：碎矿→磨矿→浮选→精矿脱水。

矿井通风除尘，采用机械抽出侧翼对角式通风系统，混合井进风，风井出风。选矿通风除尘设施，筛分厂房、粗碎厂房、中细碎厂房采用脉冲袋式除尘器，化验室采用单机除尘器。浮选矿系统厂房采用 4 台轴流风机，磨矿厂房设 2 台轴流风机，化验室设 2 台轴流风机。

（二）职业病危害因素识别与类比分析

类比检测：本项目预评价方法主要采用类比法，选取某相似项目进行类比分析，此处仅分析主要生产工艺采矿和选矿中的职业危害因素检测结果。

类比项目各岗位粉尘中游离 SiO_2 含量：−430m 矿房为 26.5%～27.5%，−50m 开拓为 28.9%～33.2%，选矿皮带为 21.1%～25.4%。

采矿单元：在 −50m 到 −450m 多个水平，包括凿岩、出渣、出矿、巷道运输、装矿、溜矿、倒矿、充填搅拌站等，测定矽尘浓度，其中有 3 个水平的溜矿口粉尘浓度超过 OEL_S（$1mg/m^3$），最高达 $9.5mg/m^3$。矿井下各岗位化学毒物 CO、NO_x 全部符合 OEL_S。测定 20 个岗位或场所噪声强度，连续等效声级 $L_{EX, 8h}$ 超过 85dB(A) 的 15 个，最高达 99.2dB(A)，仅 5 个岗位符合 OEL_S。井下 3 个工作面手传振动强度为 5.2～$7.3m/s^2$，均超过 OEL_S 值 $5m/s^2$。

选矿单元：在选矿粗碎、振动筛、圆磨、球磨、各段皮带测定 9 个岗位检测粉尘浓度（C_{TWA}），其中 8 个超过 OEL_S，最高达 $25.6mg/m^3$，仅球磨岗位符合 OEL_S。检测加药、浮选巡检、球磨、马氏泵巡检 4 个岗位 H_2S、CS_2 浓度，仅马氏泵岗位 CS_2 浓度（$11.2mg/m^3$）超过 OEL_S。测定 10 个岗位连续等效声级 $L_{EX, 8h}$，全部超过 OEL_S，球磨机岗位最高，达 102dB(A)。

表 7.2　可能存在的职业病危害因素分布

单元	工序 / 设备 / 岗位	危害因素
采矿	凿岩	矽尘、噪声、手传振动
	爆破	CO、CO_2、NO_x、SO_2、NH_3
	支护喷砼	水泥尘、噪声
	木材腐烂	H_2S
	打锚杆支护	矽尘、噪声、手传振动
	落渣（矿）、出渣（矿）	矽尘、噪声
	运输、充填	矽尘、噪声
	通风机、风管	噪声
	破碎、球磨	矽尘、噪声
选矿	皮带运输	矽尘、噪声
	浮选	CS_2、H_2S
	浓密（压滤）	CS_2、H_2S、噪声
	反洗（陶瓷过滤机）	硝酸、NO_x
	核子秤	伽马（γ）射线
	供水、排水	噪声
辅助	生活污水处理	H_2S
	供电	工频电场
	锅炉房	煤尘、矽尘、高温、CO、CO_2、NO_x、SO_2
	锅炉风机	噪声
	维修	砂轮磨尘、电焊烟尘、噪声、锰及其化合物、NO_x、紫外辐射
	实验室	粉尘、酸、碱

超标原因调查分析：采矿单元出矿工接触的矽尘浓度超标，在电靶扒矿时采取洒水抑尘措施，但扒矿造成矿石运动幅度很大，短时间内仍可产生大量的扬尘，扬尘量与洒水量密切相关。选矿单元矽尘来源于皮带运输过程，虽然设有通风装置，但安装在落料口处，未对整个皮带密闭通风，在运输过程中产生粉尘。

类比企业已经运行 50 余年，职业病发病较多，近 30 年来，采矿岗位共发生尘肺 63 例，选矿岗位发生尘肺病 25 例。据统计，尘肺病人平均发病年龄 48 岁、平均接尘工龄 18 年。

（三）职业病防护措施评价

1. 拟采用职业危害防护设施

采矿系统拟采用防护设施有：采用机械通风排出粉尘、有害气体；每个中段石门处安装水雾防尘，保证新鲜风流的质量；采场、掘进、喷锚支护工作面采用局扇作为辅助通风；采用湿式凿岩，在溜井装卸处安装喷雾器降尘，对矿石、矿渣洒水后装运，定期刷洗巷道。防噪声设施有：选用噪声低的风机和空压机；在通风机排风口安装吸声材料；空压机站设隔音值班室。选矿系统防尘防毒设施有，选矿系统敷设水管，定期湿式清洗；筛分厂房、粗碎厂房、中细碎厂房各设置一台脉冲袋式除尘装置；化验室采用单机除尘器；浮选矿系统、磨矿厂房、化验室共设置 8 台轴流风机排风。防噪防湿设施有：选用噪声低的风机；破碎设施、球磨机、风机采用减振防噪安装方式。在浮选车间采用机械通风去除余湿。

2. 防护设施评价及建议

设备布局，根据本项目生产特点，破碎机、球磨机、振动筛等产生噪声较大的设备应设置在单层厂房内，如需要设置在多层厂房内，须设置在多层厂房的底层。选矿车间值班室应尽量远离球磨机、磁选机等产生噪声、粉尘的设备；在满足生产的条件下，合理设计设备布局，便于工人巡检，避免巡检时出现无效折返现象，减少工人接触时间。

防尘防毒设施，应设置高效喷雾装置，以利于井下和皮带喷雾降尘；初步设计中未将皮带密闭，皮带通廊无湿式清扫设施和排水设施，均应进行改进；在皮带通廊、球磨、破碎等处应增设相应岗位值班室；选矿系统的通风除尘设施数量和通风量不足，应适当增加；建议在维修车间增加移动式焊烟净化机组。马氏泵处应设计通风设施；在锅炉房增加一氧化碳检测报警仪，井下设置便携式一氧化碳报警仪；如需要对皮带进行维修，应注意维修时的通风，并做好个人防护。通风除尘设施应按设计规范进行施工安装。井下采掘工作面通风风量、风速等符合相关设计规范。

防噪声设施，由于工艺技术和设备原因，凿岩、破碎、运输皮带、球磨等岗位噪声不能控制到限值标准。应采取综合减振、降噪措施，并加强个人防护。

3. 应急救援设施

完善应急救援预案，补充预防酸碱腐蚀、炮烟中毒等预案。报警装置方面，应设置一氧化碳、硫化氢、二硫化碳固定式和 / 或便携式检测报警仪。

4. 个体防护用品（略）

（四）职业危害特点分析

本评价是对拟建项目进行的职业危害预评价，首先要辨识存在的主要职业危害因素，通过类比检测数据预测职业危害控制效果。根据类比检测数据，金矿采选主要职业危害为矽尘和噪声。

类比企业为本项目所属集团公司的其他矿山，企业运行与管理模式具有相似性。根据类比企业检测数据和职业病发病情况，虽然尘肺病发病者为接尘工龄较长的矿工，其吸入的超量粉尘主要发生在矿山开采之初、防尘措施较差的时期，但本新建矿仍应高度重视粉尘的控制，应加强井下开采、地面选矿各产尘岗位的喷雾降尘、密闭除尘、个人防护措施，项目建设前应进行职业病危害防护设施设计；建成后应按规定进行职业危害控制效果评价，确认达到控制效果后才能正式投产；运行后应严格执行各项职业卫生法律法规和规范，经常性监测粉尘浓度、按规定进行职业健康监护，及时发现问题、及时整改。本评价不能排除项目长期运行后发生尘肺病、噪声性听力损伤或耳聋的可能。

三、某铁矿职业危害评价

（一）生产工艺分析

某铁矿主要生产工艺包括采矿和选矿两部分，采矿方法为上向水平分层充填法，生产工艺流程为：凿岩打孔→装药爆破→铲运出矿→支护、运输→溜井装矿→井下粗碎→主井提升→矿石选矿、废石充填。选矿厂采用磁选选矿工艺，生产工艺流程为，干式磁选→湿式自磨→球磨→弱磁→细筛→再磨→强磁→浮选→重选。原辅材料主要有乳化炸药、非电导爆雷管、导爆管、钎杆、锚杆、水泥、柴油等。产品为铁精矿。

（二）职业病危害因素识别

本项目职业病危害因素分布情况见表7.3。

井下采掘、运输、破碎等作业工人还可能受到井下不良气象条件（高温、高湿）的影响。

表 7.3 职业病危害因素分布

单元	设备／工序／岗位	危害因素
采矿工程	凿岩机	矽尘、噪声、手传振动
	爆破工	矽尘、CO、CO_2、NO_x、SO_2、NH_3、噪声
	破碎台车（柴油）	矽尘、CO、NO_x、全身振动、噪声
	电动铲运机	矽尘、噪声、全身振动
	自卸汽车运输	矽尘、CO、NO_x、噪声
	锚喷支护工	水泥粉尘、噪声
	电机车、放矿工、颚式破碎机	矽尘、噪声
选矿工程	皮带运输机、自磨机、球磨机、弱磁选机、筛分机、强磁选机、过滤机	矽尘、噪声
	浮选机	矽尘、噪声、H_2S、CS_2

（三）职业病防护措施评价

1. 职业危害防护设施

铁矿采、选全部工艺过程均存在尘毒和（或）噪声等职业病危害因素。井下尘、毒防治主要采取自动化与机械化、通风、密闭、湿式作业与喷雾洒水、除尘风机、个体防护的综合防治措施并合理安排劳动制度，选矿厂作业以巡检为主，减少接触机会和时间。噪声防治主要采取消声、隔声、减振、加强个体防护等措施，高噪声设备要集中布置。

防尘设施： 产尘工序主要存在于井下采矿、开拓，尤其是凿岩、铲运、放矿、破碎等工序。采取措施有：①通风，主扇、辅扇全面通风，局扇风机进行局部通风除尘，选矿厂浮选车间设置玻璃钢轴流风机；②湿式作业，设置防尘水池及管路，工作面安设喷雾泵站，湿式凿岩，爆破前后洒水喷雾，湿料锚喷，出矿／渣、破碎、运输转载设置喷雾；③风流净化，溜井设置风流净化水幕，及时冲刷巷道及巷帮；④密闭，破碎机设密闭罩，铲运机等车辆驾驶室密闭；选矿运输皮带及产尘选矿设备密闭，封闭卸矿漏斗；⑤除尘器，选矿厂皮带转载点、振动筛、缓冲仓设置除尘器及除尘机组；⑥个体防护，佩戴防尘口罩。

防毒设施： ①通风，矿井全面通风配合工作面局部通风供给新鲜空气、排出污浊空气，选矿厂浮选车间换气通风，配药间设置通风柜、轴流风机等；②监测，加强有毒有害气体浓度的监测监控；③爆破排烟，爆破后待炮烟充分排出后，作业人员方可进入作业场所；④密闭，铲运机等车辆驾驶室密闭，并设置空调过滤系统；⑤个体防护，下井人员配备隔绝式压缩氧自救器。

防噪减振设施： ①采用低噪声采矿、运输及选矿设备，合理布置；②隔声，破碎机、给料机等加装隔声罩和减振基础，钻机及各类车辆驾驶室应密闭隔噪，选矿厂设置隔噪集控室；③消声，主扇、辅扇、局扇排气口设置消音装置；④其他，选矿厂大型设备安装隔振垫、减振器，配备防震防滑手套、防噪耳塞，超标岗位合理安排工作，减少接噪时间。

2. 职业病危害因素检测及防护效果评价

本项目采矿全部岗位、选矿的多数岗位粉尘中游离 SiO_2 含量为 11% ～ 14.5%，选矿厂精矿皮带岗位粉尘中游离 SiO_2 含量为 6%。粉尘浓度超标岗位有，井下锚喷岗位水泥粉尘（C_{TWA}）26.5 ～ 44.9mg/m³，选矿厂给矿巡检工煤尘（C_{TWA}）7.2 ～ 21.5 mg/m³。噪声强度超标岗位有凿岩工、掘进支护工、铲运机司机、放矿工、破碎机司机及选矿厂过滤机巡检工、浮选机巡检工等，其中凿岩工接触噪声强度 $L_{EX, 8h}$ 达 100.3dB（A），超过 OEL_S。工作场所各种化学毒物浓度均低于 OEL_S。

防护设施评价：防尘防毒，粉尘是铁矿的主要职业病危害因素，项目采取通风、密闭、湿式作业、监测监控等措施有较好防尘、防毒效果，但部分工种或岗位粉尘危害仍较严重，应作为粉尘的关键控制点，并加强治理和防护。应加强防尘防毒设施维护保养，督促工人正确佩戴防护用品。

防噪声，该项目主要采取机械化作业，但自动化程度较低，高噪声岗位多。各种防噪声设施起到一定降噪效果，但仍存在高噪声岗位，强度超标。措施除采取常规防噪措施之外，应加强对噪声超标岗位的综合治理，正确佩戴防噪护具。

3. 应急救援设施及个体防护用品（略）

（四）职业危害特点与建议

铁矿采选过程中的主要职业病危害因素为矽尘、噪声、手传振动，可能导致的职业病为矽肺、噪声聋、手臂振动病。井工矿山采矿及选矿过程中造成的粉尘浓度高、噪声强度大甚至超标的问题目前在工艺、技术上很难完全解决。铁矿采选过程职业病危害防治的关键点包括井下采矿的凿岩台车、铲运机、破碎机及选矿厂筛分、球磨等岗位。

粉尘防治的重点措施为通风、密闭、湿式作业降尘，除尘装置除尘。应定期对通风、喷雾、局部除尘设施等设备进行维护，保证其通风除尘的有效性。井下高危环境作业时个别岗位持续佩戴防噪护具不方便，应尽可能实现工艺自动化，选用低噪声生产设备，必要时加装隔声、消声设施，密闭驾驶室并做好个体防护，减少接噪时间。深部开采时，还应加强对井下高温危害防治，预防高温中暑发生。

（马志强　倪志军）

第八章　化工、石化及医药案例

一、某氯碱项目职业危害评价

（一）项目概况与工程分析

某离子膜烧碱法氯碱生产项目，生产装置主要有离子膜烧碱装置、氯化石蜡装置、VCM（氯乙烯）装置、糊状树脂装置。

以氯化钠水溶液为原料，经电解生成氯气、氢气和氢氧化钠，氯气与氢气合成盐酸，部分氯气与重石蜡（$C_{15}H_{32}$）生成氯化石蜡并副产盐酸，多余氯气液化后外售；以电石为原料，加水反应生成乙炔气体，净化后乙炔气体与盐酸生成氯乙烯，净化后氯乙烯再经聚合生成糊状树脂产品（聚氯乙烯）。

表 8.1　主要原料消耗表

名　称	年耗 /t	主要规格	最大储量 /t	储存方式
原盐	40 万	NaCl 含量 ≥ 94%	2 万	露天堆放
纯碱	3 250	总碱量 ≥ 98%	40	室内、袋装
亚硫酸钠	75	Na_2SO_3 ≥ 96%	40	室内、袋装
三氯化铁	25	$FeCl_3$ ≥ 92%	1	室内、袋装
浓硫酸	2760	H_2SO_4 浓 98%	200	储罐
电石	64 000	工业级	260	散放
活性炭	15	比表面积 500~600m²/g	5	袋装
氯化汞触媒	50	HgCl 含量 10%~12%、水分 < 0.3%	10	袋装
蜡油	2 万	C_{15}	2000	储罐
原煤	21 万	—	1 万	露天堆放
化学品助剂	220	—	—	袋装

注：化学品助剂主要有引发剂〔EHP，过氧化二碳酸二（2-乙基己基）酯〕、分散剂（PVA，聚乙烯醇类）、终止剂（ATSC，丙酮缩氨基硫脲）、阻聚剂（NP，壬基酚）、D助剂（十二烷基硫酸钠）和反应催化剂（过硫酸钾）。另外还包括N助剂（32%氢氧化钠）、NA助剂（20%氨水）等。

表8.2　主要产品

名称	规格	年产量/万t	储存方式
液碱	32%	93.75	储罐
液氯	≥ 99.6%	5	储槽
稀硫酸	75%	0.72	储罐
次氯酸钠	含 Cl_2 ≥ 12%	5	储罐
芒硝	硫酸钠 ≥ 90.7%	2	袋装
糊状树脂	平均聚合度：1450~850	4	袋装
氯化石蜡	52%	4	储罐
工业盐酸	31%	15	储罐
高纯盐酸	31%	5	储罐
盐泥	8% NaCl，其余为 $CaCO_3$、$Mg(OH)_2$ 及少量杂质，水	0.58	露天存放
电石渣	$Ca(OH)_2$ ≥ 90%	33.04	露天

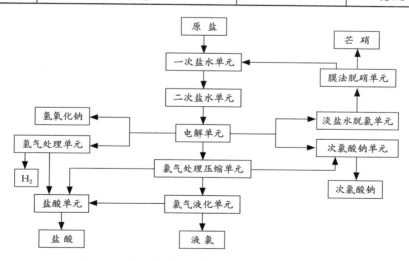

图 8.1　离子膜烧碱装置生产工艺流程图

离子膜烧碱装置包括盐水处理工序、电解工序、盐酸合成工序及氯气处理工序4个部分，生产工艺流程如图8.1所示。氯化石蜡装置包括氯化反应工序、盐酸回收工序2个部分。VCM装置包括乙炔发生工序、清净配制工序、渣浆处理工序、VCM转化及盐酸脱析工序、VCM压缩精制工序5个部分。糊状树脂装置包括糊状树脂装置分为化学品配制工序、种子制备工序、聚合工序、脱析及回收VCM工序、干燥/粉碎/包装工序5个部分。氯化石蜡装置、VCM装置、糊状树脂装置三部分的生产工艺流程省略。

（二）职业病危害因素识别

本项目各装置区职业病危害因素分布情况见表8.3至表8.5。

表8.3　离子膜烧碱生产职业病危害因素分布

工序	设备/地点	危害因素
盐水精制工序	盐水槽	NaOH、NaClO
	文丘里混合器	$FeCl_3$
	反应槽	Na_2CO_3
	过滤器	盐酸
	泵区	噪声
电解工序	电解槽	H_2、Cl_2、NaOH
	淡盐水除氯器	Na_2SO_3、Na_2SO_4
	树脂塔	盐酸、NaOH
	泵区	噪声
盐酸合成工序	氢气洗涤塔	H_2
	氯化氢合成炉	Cl_2
	合成炉、制酸装置	HCl及盐酸
	氯化氢合成炉	高温
	压缩机等设备	噪声
氯气处理工序	氯气处理塔、氯气液化器	Cl_2
	氯气干燥塔	浓硫酸
	碱液吸收塔原料	NaOH、NaClO
	压缩机等设备	噪声

表 8.4　氯化石蜡及 VCM 生产职业病危害因素分布

工序	设备 / 地点	危害因素
反应工序	液蜡储罐、反应釜	石蜡
	反应釜	Cl_2
	反应釜、盐酸储罐	HCl 及盐酸
	反应釜、产品储槽	氯化石蜡
	反应釜	高温
	机泵等设备	噪声
乙炔发生工序	电石破碎机和输送带	其他粉尘（电石粉尘）
	乙炔发生器	乙炔
	乙炔发生器	H_2S、H_3P、NH_3、高温
	破碎机、发生器等设备	噪声
清净配制工序	水洗塔、清净塔	乙炔
	清净塔	NaClO
	中和塔	NaOH
	压缩机等设备	噪声
渣浆处理工序	清液收集池、渣浆泵	$Ca(OH)_2$
	渣浆沉淀池	H_2S、H_3P、NH_3
	压滤机、机泵等设备	噪声
VCM 转化及盐酸脱析工序	转化器组	乙炔、氯乙烯
	冷却器、脱酸塔	HCl 及盐酸
	碱洗塔	NaOH
	催化剂，转化器组	HgCl
	转化器组	高温
	机泵等设备	噪声
VCM 压缩精制工序	氯乙烯压缩机	氯乙烯、高温、噪声
	低沸塔、高沸塔	氯乙烯、二氯乙烷、高温
	机泵等动设备	噪声

表 8.5　糊状树脂生产职业病危害因素分布

工序	设备 / 地点	危害因素
化学品配制工序	化学品助剂储槽	氧化二碳酸二（2- 乙基己基）酯、聚乙烯醇、丙酮缩氨基硫脲、壬基酚
	助剂储槽	NaOH、NH₃、十二烷基硫酸钠
种子制备工序 / 聚合工序	聚合釜	氯乙烯、过硫酸钾、高温
	机泵等设备	噪声
脱析及回收 VCM 工序	VCM 回收系统	氯乙烯
	机泵等设备	噪声
干燥 / 粉碎 / 包装工序	粉碎机	树脂粉尘
	干燥器	高温、树脂粉尘
	粉碎机等设备	噪声

（三）职业病防护措施评价

1. 职业危害防护设施

生产装置为露天或半敞开式框架结构，自然通风良好，有害物质不易积聚，地面及时清理，防止二次扬尘及污染。该生产工艺为国内先进生产工艺，自动化程度高，为密闭化、管道化连续生产，劳动者作业方式以巡检为主，生产过程工艺严格把控条件，正常运行状态下不会发生泄漏，生产过程尾气均设置有吸收净化装置；高温设备采取相应隔热保温措施；高噪声设备集中布置和设置，并采取相应隔声、减振措施。所采取的职业病危害防护措施在本行业具有一定代表性。

防尘设施：产尘工序主要是电石粉碎过程，助剂、催化剂的投料、更换过程，产品树脂粉碎、包装过程等，采取的措施：①电石粉碎装置选用一套风机加布袋除尘、各吸风口设置阀门进行除尘，颚式破碎机置于地下，破碎机上方设有吸风罩，当启动破碎机前先打开吸风阀门，破碎产生的粉尘通过管道收集至布袋除尘器中，过滤的粉尘被收集在料斗中，通过管道返回乙炔发生器生产使用；②树脂粉碎装置采用二级旋风除尘器除尘，回收绝大部分聚氯乙烯物料粉尘。磨粉机在粉碎树脂产生粉尘，在磨粉机上部设置一台脉冲式布袋除尘器。

防毒设施：①为排除生产过程中产生的氯气等有毒、腐蚀性气体，在氯气处理、液氯及包装等装置的压缩机厂房外墙上设置防腐型轴流风机，换气次数为12 次 /h。因氯气的密度比空气大，故从房间的上部地带排出所需风量1/3，从下部地带排出 2/3；②为排除生产过程中散发出的乙炔、氯乙烯等有毒气体，在乙炔发生装置、渣浆压滤车间、VCM 压缩机房等厂房外墙上设置轴流风机，换气次数为 20 次 /h；③涉及剧毒 / 高毒气体、挥发性液体、腐蚀性液体的采样口、排放口设置密闭采样 / 排放系统，杜绝有害物质直接对外排放，残样密闭回输至生产系统，采样口位置低于呼吸带，便于操作。

防噪声设施：略。

2.**职业病危害因素检测及防护效果评价**

各生产装置检测项目有：氢氧化钠、氯化氢及盐酸、氯气、碳酸钠、硫酸、硫化氢、磷化氢、氨、氯乙烯、氯化汞、二氯乙烷、其他粉尘、噪声。仅离子膜烧碱装置一次盐水精制工序一层盐酸储罐岗位结果较高，结果为 4.5 ～ 7.9mg/m^3。VCM 装置电石仓库电石进料口粉尘浓度为 11.2 ～ 18.0mg/m^3，超过 OEL$_S$。其他各岗位或有害因素浓度均符合 OEL$_S$。

防护效果评价：该企业生产过程对产生粉尘的生产设备采取自动化、密闭化，劳动者作业方式以巡检为主，设有除尘器、集尘罩及局部排风等防尘设施，防尘设施设置符合要求。存在的问题为 VCM 车间电石仓库铲车取料卸入电石进料口过程中，作业区地面清扫不及时，造成二次扬尘，粉尘浓度超标。应加强上述作业区域的清扫处置。

本项目生产工艺先进，生产装置主要为露天框架式结构，自然通风良好，生产装置采用自动化、密闭化，在液氯库、压缩机厂房等作业区域外墙设置机械通风设施，化验室取样过程选用密闭取样器，防毒设施设置符合要求。存在的问题：盐水精制工序一层的盐酸储罐存在跑、冒、滴、漏现象，应立即检修处置。

3. 应急救援措施

本项目针对生产过程可能发生的急性中毒、急性化学灼伤、高温中暑等急性职业病危害事故，在生产现场设置了喷淋洗眼器、有毒气体检测报警仪、应急排风设施、泄险围堰、应急柜与急救箱等应急救援设施，应急救援设施的设置符合要求。

4. 个体防护用品

本项目针对工作场所存在的职业病危害因素，为劳动者配备了防静电工作服、耐酸碱手套、护目镜、防毒面具及相应滤毒罐、防尘口罩、防护鞋（耐酸碱）、防噪声耳塞等个体防护用品，个体防护用品的采购、发放、使用管理、更换、报废等均按规定执行，符合要求。

（四）职业危害特点与建议

建议企业加强生产现场职业卫生管理，及时清扫 VCM 车间电石破碎作业区域地面，避免二次扬尘，为电石破碎岗位劳动者配备全密闭防尘服，使电石破碎岗位粉尘浓度达到卫生标准规定。

严格按照有关危险化学物品生产、使用等国家有关规定，在设备的选材和生产过程中加强管理，防止泄漏事故的发生。装置区内阀门、法兰、机泵等容易泄漏物料的部位，尤其是氢氧化钠、氯化氢及盐酸、氯气、硫酸、氨等物质具有一定腐蚀性，因此必须采取有效的防腐、密闭措施，防止物料跑、冒、滴、漏。

二、某聚氨酯项目职业危害评价

（一）项目概况与生产工艺分析

主要工程内容有水性聚氨酯（PUD）生产装置、水性聚氨酯丙烯酸酯复合乳液（PUA）生产装置、丙烯酸乳液（PA）生产装置，配套建设中间产品罐区、水性原料仓库、原料罐区（甲基丙烯酸甲酯储罐、氨水储罐）及卸车区。

该项目主要产品为 PUD（年产量 0.3 万 t）、PUA、PA。本文仅以 PUD 生产装置为例进行分析评价，其他装置及辅助生产设施省略。PUD 生产工艺包括：预聚、稀释、前扩链、分散、脱溶剂。生产中使用的原辅料见表 8.6。

表 8.6　PUD 生产主要原辅料及年用量

单位：t

名称	规格	用量
丙酮	99.7%wt	80
三乙胺	74.5%~75.5%wt	10
二环己基甲基二异氰酸酯（HMDI）	≥ 99.5%wt	180
多元醇聚酯（PBA2000）	–	1200
杀菌剂（Kathon LX150）	–	20
异氟尔酮二胺（IPDA）	–	10
氨基磺酸扩链剂（A95）	–	10
六亚甲基二异氰酸酯（HDI）	≥ 99.5%wt	180
三羟甲基丙烷（TMP）	–	10
1，4-丁二醇（BDO）	–	10
N-乙基吡咯烷酮（NEP）	–	10
异氟尔酮二胺（IPDA）	–	10
新戊二醇（NPG）	–	10
二羟甲基丙酸（DMPA）	–	10

（二）职业病危害因素识别

本装置区主要职业病危害因素分布情况见表 8.7。

表 8.7 职业病危害因素分布

装置	工艺环节 / 设备	危害因素
PUD 生产装置	多元醇加热过程	高温
	DMPA 等固体助剂投料	DMPA 等助剂粉尘、丙酮
	打料间打料	三乙胺、IPDA
	反应过程	HMDI、HDI、丙酮、高温、噪声
	稀释过程	丙酮
	前扩链、分散	IPDA、三乙胺、噪声
	脱溶剂	丙酮、噪声
	取样	丙酮
	机泵运转	噪声

（三）职业病防护措施评价

1. 职业危害防护设施

采取的防尘防毒设施主要有：①采用 DCS 控制系统，主要生产装置参数的数据采集显示、控制及报警联锁均由 DCS 系统完成；②丙酮等用量大的液体物料投加、输送自动化，管道、阀门采用密闭材料，法兰断面设置密闭垫圈、减少物料泄漏；③在异氰酸酯配料罐、催化剂配料罐投料口设置负压密封投料箱和负压抽风系统，袋装物料拆袋在投料箱中操作，投料在微负压条件下进行，配料罐上方设置局部吸风口，对逸散出的少量有害物质抽至尾气处理系统；④设置单独的打料间，桶装液体物料采用真空泵上料，侧墙设置轴流风机，及时排出上料过程可能逸散出的物料；⑤人工投加固体物料的储罐，罐内无挥发性物料，设置带盖的加料漏斗，减少粉尘产生；⑥取样时置换的物料返回系统，不在现场储存；⑦设置尾气处理系统，对储罐呼出气、釜排空、安全阀排放气、容器挥发产生的废气、投料过程废气挥发等过程的抽真空尾气进行处理；⑧装置内设置水冲洗设施，对意外散落的物料及时冲洗，减少有害物质的扩散，冲洗水收集进入废水处理系统；⑨装置区侧墙设置排风机 17 台，加强通风并兼事故通风。

防噪措施：选用低噪声设备以降低噪声源产生的噪声强度；各类输送泵集中安装在装置底层，设减振底座；噪声较大的真空机组单独布置在装置外真空机房内。

2.职业病危害因素检测及防护效果评价

检测职业病危害因素有 DMPA 粉尘、丙酮、三乙胺、噪声等，粉尘、化学毒物浓度均＜ 1/10 接触限值，噪声强度均＜ 80dB(A)。本装置区尘、毒、噪声等职业病危害因素控制效果良好。

3.应急救援设施

本装置区应急救援目标为，打料间（三乙胺、IPDA）、物料输送泵和聚合釜（丙酮）、取样操作（丙酮）。设置的应急救援设施：设置 19 台可燃气体检测报警仪，信号引入装置控制室，设事故通风，通风与报警仪联锁；在物料易泄露部位以 15m 为服务半径设置喷淋洗眼装置；安装 1 套视频监控系统，控制室人员对现场能进行实时监控；设置风向标；配有急救药箱、防护服、空气呼吸器、全面罩防毒面具、重型防护服、便携式氧气检测仪、便携式可燃有毒气体报警仪；设置疏散通道。

本企业工业园区建有气防站 1 座，能承担园区中毒、窒息等事故的救助，气防站设专职管理人员，气防班 2 个，专职气防员 8 名，24h 执勤，气防车，有毒有害气体防护、检测、洗消等气防装备器材 40 多种。园区设应急医疗中心，配有医生、护士和助救师，配备有救护车、心电监护仪、心肺复苏机台、除颤机、人工呼吸机、超声波雾化吸入器、氧气瓶、氧气袋等，具备基本应急救治和现场处置能力。

4.个体防护用品（略）

（四）职业危害特点与建议

本装置职业危害关键控制点为打料间、PUD 预聚釜投料、取样操作，关键危害因素为三乙胺、IPDA、丙酮。正常生产情况下职业危害因素控制效果良好，职业危害风险主要是设备检维修作业、异常生产状况或事故状态下的应急处置。

建议：加强职业病防护设施检维修，确保其处于正常状态，不得擅自拆除或停用；生产设备故障、检维修作业时，必须做好职业病危害识别，制定切实可行的预防、控制和应急措施；对全体员工进行职业病防治知识培训、自救互救及应急预案的演练；进入反应器等密闭空间内作业时，必须严格按照 GBZ/T 205 的规定执行；加强应急救援设施维护和管理，按规定定期校验空气呼吸器等装备。

三、某丙烯酰胺项目职业危害预评价

（一）项目概况及工程分析

某年产 30 万 t 丙烯酰胺项目的主要工程内容包括丙烯酰胺液体装置、丙烯酰胺晶体装置。以丙烯腈为原料在一定温度下，通过生物酶催化与水反应制备丙烯酰胺，丙烯腈转化为 > 99.9% 丙烯酰胺产率近 100%；丙烯酰胺溶液再经浓缩净化后进行结晶，晶体丙烯酰胺经离心除去母液后干燥包装外售。生产过程还会消耗盐酸、氢氧化钠、尿素、葡萄糖等物质。

丙烯酰胺液体装置分为原料工序、发酵工序、水合工序、精制工序 4 个部分。丙烯酰胺晶体装置分为浓缩工序、结晶工序、离心干燥工序、包装工序 4 个部分。生产工艺流程图：略。

（二）职业病危害因素识别及类比分析

本项目可能存在的职业病危害因素分布情况见表 8.8。

类比项目职业病危害因素检测项目有：盐酸、氢氧化钠各 3 个作业点，丙烯酰胺 4 个岗位、15 个作业地点，丙烯腈 1 个岗位、3 个作业地点，C_{STEL} 及 C_{TWA} 浓度均未超过 OEL_S。工作场所噪声强度及劳动者接触噪声的 8h/40h 等效声级测定结果均未超过 OEL_S。

表 8.8　可能存在的职业病危害因素分布

装置	工序	设备/地点	危害因素
丙烯酰胺液体装置	原料工序	配料作业区	尿素
	发酵工序	发酵罐投料口	尿素
		机泵、膜过滤器	噪声
	水合工序	计量泵、水合釜、输送泵等	丙烯腈
		水合釜、输送泵等	丙烯酰胺
		机泵	噪声
	精制工序	粗丙烯酰胺储槽、稀丙烯酰胺储槽、阳离子交换柱、阴离子交换柱、混柱及多种机泵等	丙烯酰胺
		稀酸槽、稀酸泵、阳离子交换柱等	盐酸
		稀碱槽、稀碱泵、阴离子交换柱、混柱等	NaOH
		机泵	噪声
丙烯酰胺晶体装置	浓缩工序	配料槽、丙烯酰胺储槽、浓缩塔、循环泵	丙烯酰胺、NaOH、高温
		罗茨风机、循环泵	噪声
	结晶工序	结晶釜	丙烯酰胺
		结晶釜、输送泵	噪声
	离心干燥工序	离心机、流化床	丙烯酰胺、噪声
		流化床	高温
	包装工序	包装机	丙烯酰胺、噪声

（三）职业病防护措施评价

1. 职业危害防护设施

该丙烯酰胺生产装置为封闭式厂房结构，各生产区域相互独立布置，避免交叉污染，车间地面/墙面拟采用防腐涂层，避免吸附有害物质，车间地面及时清理，防止有害物质对作业场所造成二次污染，生产工艺优先选用先进工艺。生产过程自动化程度高，多为密闭化、管道化连续生产，车间外墙拟设置轴流风机等机械通风设施辅助工作场所通风，劳动者作业方式以巡检为主，生产过程严格控制工艺条件，正常运行状态下不会发生泄漏，生产尾气拟设置尾气吸收净化装置；高温设备拟采取相应的隔热保温措施；高噪声设备集中布置，并拟采取相应隔声、减振措施；精细化工行业采取的职业病危害防护措施及职业病防治要点具有一定的相似性。

防尘设施：精细化工行业产尘工序主要包括固体物料配料/投料过程、固体产品包装过程等，拟采取的防尘措施包括：①固体物料投料过程拟设置负压投料系统，投料过程中发酵罐内为微负压环境，可以有效避免有害物质逸散到工作场所。②丙烯腈晶体振动流化床干燥器拟配备旋风除尘器和布袋式过滤器，减少丙烯酰胺晶体粉末的逸散。③丙烯腈晶体产品拟采用自动包装称量系统，减少人员的接触，包装下料作业区域拟设置局部集尘装置，含尘气体经集气罩收集后通过管道输送至除尘器回收丙烯酰胺产品。

防毒设施：①为排除生产过程中产生的丙烯腈、丙烯酰胺、盐酸等有毒性腐蚀性气体，拟在丙烯酰胺液体生产装置、丙烯酰胺晶体生产装置的车间外墙上设置防腐型轴流风机，换气次数为 12 次 /h。因丙烯酰胺与丙烯腈的密度比空气大，故从房间的上部地带排出所需风量的 1/3，从下部地带排出 2/3。②剧毒/高毒气体、挥发性液体、腐蚀性液体的采样口、排放口拟设置密闭采样/排放系统，杜绝有害物质直接对外排放，残样密闭回输至生产系统，采样口位置低于呼吸带，便于操作。③丙烯酰胺提浓塔设有两级尾气吸收塔，有毒有害尾气经净化吸收后排放。④原料丙烯腈拟采用内浮顶储罐储存，减少丙烯腈的逸散。

防噪声设施：在管道布置中考虑防震措施，合理选择各支吊架形式，降低气流、水流及振动产生的噪声强度，噪声管道与强烈振动的设备连接处拟采用挠性接管；产生噪声较大的离心机、罗茨风机等设备拟安装在独立的房间内，利用墙体进行隔声。

2. 职业病防护设施评价

拟建项目生产工艺先进，生产过程自动化、密闭化程度较高，产尘工序拟设置除尘器、集尘罩，含尘气体经处理后排放，拟设置的防尘设施设置符合要求。项目中的有毒物料在管道中密闭输送，避免劳动者直接接触，车间外墙拟设置轴流风机辅助工作场所通风，化验室取样过程拟选用密闭取样器，拟设置的防毒设施符合要求。拟建项目在设备选型过程中拟优先选用低噪声设备，针对噪声声源情况结合生产工艺，对高噪声设备拟进行集中合理布置，并拟采取加装减振垫片、隔声罩等防噪声措施，拟设置的防噪声设施符合要求。

3. 应急救援措施及个体人防护用品（略）

（四）职业危害特点与建议

建设单位应加强生产现场职业卫生管理，原料投料过程中严格按照操作规程，在开启发酵罐投料口前应开启负压引风装置，使投料口的风速达到 $0.5 \sim 1.5 \text{m/s}$，以防投料过程固体物料产生的粉尘逸散到工作场所。

严格按照有关危险化学品生产、使用等国家有关规定，在设备的选材和生产过程中加强管理，设备及管道法兰应采用带颈对焊，法兰垫片等级均按照设计压力提高一级选用，密封面型式采用凹凸面，垫片采用金属缠绕垫，输送丙烯腈、丙烯酰胺的泵应采用双端面机械密封形式。输送有毒物质的管道系统、设备、阀门、泵及其他固定设备均应贴上标签或注明记号以识别所输送的有毒物质。

四、某制药项目职业危害评价

（一）生产工艺分析

某左旋多巴（L380）生产项目，主要生产装置包括 N-乙酰基-3，4-二甲氧基苯丙氨酸（L3620）装置，去甲基多巴（L370）装置，L380 装置。L3620 装置分为反应工序、浓缩工序、酰化消旋工序与结晶离心工序 4 个部分。L370 装置分为反应浓缩工序、脱色过滤工序、废气处理工序 3 个部分。L380 装置分为反应结晶工序、离心洗涤工序与干燥包装工序 3 个部分。

（二）职业病危害因素识别

本项目职业病危害因素分布情况见表 8.9

表 8.9　职业病危害因素分布

单元	工序	设备/地点	危害因素
L3620 装置	反应工序	溶解脱色釜	NaOH、乙酸
		拆分反应釜	乙酸、甲醛、$CoCl_2$
		中和结晶釜	盐酸
		脱色活性炭投料口	活性炭粉尘
		反应釜、离心机、泵区	噪声
	浓缩工序	浓缩溶解釜	NaOH
		泵区	噪声
	酰化消旋工序	酰化反应釜、消旋反应釜	乙酸
		消旋反应釜	盐酸
		泵区	噪声
	结晶离心工序	酸化结晶釜、离心机	盐酸
		离心机	噪声

表 8.9（续）

单元	工序	设备/地点	危害因素
L370 装置	反应浓缩工序	去甲基化反应釜、浓缩溶解釜	盐酸
		去甲基化反应釜	氯甲烷
		反应釜、泵区	噪声
	脱色过滤工序	脱色釜、过滤器	盐酸
		过滤器活性炭投料口	活性炭粉尘
		过滤器	噪声
	废气处理工序	废气缓冲罐、压缩机房、氯甲烷充装间	氯甲烷
		压缩机房	噪声
L380 装置	反应结晶工序	反应结晶釜	$NaHSO_3$、$NaOH$、盐酸
	离心洗涤工序	离心机	噪声
	干燥包装工序	干燥器	高温
		包装机	噪声、药物粉尘

（三）职业病防护措施评价

1. 职业危害防护设施

本企业生产装置为封闭式厂房结构，部分作业区为洁净区，车间墙面、地面均硬化处理后喷涂隔离层，避免吸附有害物质，产尘工序地面及时清理，防止二次扬尘及污染，采用先进生产工艺。本项目生产过程采用自动化、密闭化、管道化生产，尾气均设置有尾气吸收净化装置，车间外墙设置有机械通风设施辅助作业场所通风，洁净区设置送风空气调节系统；高温设备均采取相应的隔热保温措施；高噪声设备集中布置，并采取相应隔声、减振措施。所采取的职业病危害防护措施具有本行业代表性。

防尘设施：产尘工序主要为产品包装，采取的防尘措施，L380 包装下料口设置侧吸式局部集尘罩，含尘气体在到达劳动者呼吸带之前被全部收集，通过管道输送至除尘器处理后排放，除尘器中积尘定期清理回收。

防毒设施：①去甲基化岗位采用瑭玻璃反应罐，罐法兰垫片特殊制作，反应过程每 30min 用肥皂水对罐口和管道法兰处进行检漏；每反应一批即刷罐并进罐检查有无损坏或腐蚀；②对可能产生有毒、有害气体的地点设置防毒排风设施，加强通风换气。拆分罐、结晶罐、消旋罐、酸化罐设置排风风筒，排至房顶净化排放。车间机械排风设置换气量正常生产条件下满足 6 次 /h，最大通风换气量满足 12 次 /h；③储罐区易挥发的醋酐原料储罐采用阻火式呼吸阀、呼吸人孔，防止因环境温度变化及装卸时的物料挥发。

2. 职业病危害因素检测及防护效果评价

对各装置区检测职业危害因素有，氯化氢及盐酸、氯甲烷、氢氧化钠、甲醛、乙酸、活性炭粉尘、药物粉尘、噪声。其中，乙酸检测结果，12 个作业点中有 2 个不合格，为离心机 CB11 和 CV21 两处的二层平台，浓度分别为 $8 \sim 117.5\text{mg/m}^3$、$24.5 \sim 236.8\text{mg/m}^3$，超过 OEL_S（20mg/m^3）；离心岗位 2 名操作工接触浓度 C_{TWA} 分别为 15.6mg/m^3、82.9mg/m^3，超过 OEL_S（10mg/m^3）。氯甲烷，6 个作业点有 1 个不合格，为废气缓冲罐处，浓度为 $9.2 \sim 878.0\ \text{mg/m}^3$，超过 OEL_S（$120\ \text{mg/m}^3$）。其他职业危害因素浓度或强度全部合格。

防护效果评价：防尘设施，本项目粉尘岗位采用密闭化，设置局部集尘罩，含尘气体经处理后排放，防尘设施设置情况符合要求。防毒设施，本项目对存在毒物的生产岗位设置为密闭化、管道化生产，设置有尾气吸收净化装置、机械通风设施、新风送风系统，防毒设施设置情况符合要求。

超标原因调查：乙酸超标，离心机下料时带出乙酸，下料口处通风排毒设施设计不合理；离心机排放乙酸没有全部吸入排风罩口，4 台离心机排风罩口直排厂房北墙外，造成气流短路，排出的毒物易通过窗口回流入厂房；消旋转移泵、醋酐储罐密封不良，并且与离心机布置在同一厂房，造成反应岗位操作工接触乙酸浓度超过 OEL_S。氯甲烷超标，废气缓冲罐处阀门、法兰可能存在跑、冒、滴、漏，造成周围空气浓度超标。

防噪声设施：略。

3. 应急救援设施及个体防护用品（略）

（四）职业危害特点与建议

离心机作业区存在气流短路的情况，建议对离心机及其下料口通风排毒系统进行改造，排气罩必须遵循形式适宜、位置正确、风量适中、强度足够、检修方便的设计原则，罩口风速或控制点风速应足以将发生源产生的乙酸吸入罩内。排风口要高于建筑物排放，保证工作场所各点浓度符合 OEL_S 规定。

本项目液碱、盐酸等对皮肤、黏膜等组织有强烈的刺激和腐蚀作用，必须加强防范，对设备、阀门及管线经常检查和维护，在操作过程中应穿防酸碱服、戴好防酸碱手套等。

应严格按照有关危险化学物品生产、使用等国家有关规定，在设备的选材和生产过程中加强管理，防止泄漏事故的发生。装置区内阀门、法兰、机泵等，是容易泄漏物料的部位，特别是该项目中的盐酸、氯甲烷等物质对法兰及垫片具有一定腐蚀性，必须采取有效的防腐、密闭措施，防止物料跑、冒、滴、漏。

五、某农药生产项目职业危害评价

（一）项目概况及生产工艺分析

某新烟碱类杀虫剂生产项目，主要工程内容包括噻唑合成装置、原药生产装置、制剂生产装置。生产原料有液碱、乙腈、四氯化碳、氨、甲醇、二甲基甲酰胺、碳酸钾、盐酸、硫酸等化学物，部分工序副产盐酸。

噻唑合成装置，分为液氯汽化工序、噻唑合成工序与氯化钠回收工序 3 部分。原药生产装置，有噻虫嗪生产工序、噻虫胺生产工序、噻虫啉生产工序与呋虫胺生产工序 4 部分，共用一条生产线。制剂生产单元，用原药（噻虫嗪／噻虫胺／噻虫啉）与辅料（硫酸铵、高岭土）混合造粒、烘干、包装。各装置生产工艺流程图：略。

（二）职业病危害因素识别

本项目职业病危害因素分布情况见表8.10。

表 8.10　职业病危害因素分布

装置	工序	设备 / 地点	危害因素
噻唑合成装置	液氯汽化	液氯钢瓶存放区、液氯汽化器	Cl_2
	噻唑合成	合成釜、水洗釜、噻唑合成釜、闭环合成釜、上料泵区	硫氰酸钠、2,3－二氯丙烯、二氯甲烷、异硫氰酸烯丙酯、二甲基甲酰胺
		噻唑合成釜、闭环合成釜	异硫氰酸烯丙酯、二氯乙烷、乙腈、Cl_2、盐酸、CCl_4
		机泵	噪声
	氯化钠回收	多效蒸发器	高温
		回收水泵	噪声
原药生产装置	噻虫嗪生产	噁二嗪合成釜	甲基硝基脲、甲醛、硫酸
		噻虫嗪合成釜、减压蒸馏釜	碳酸钾、NH_3、碳酸二甲酯、二氯乙烷
		减压蒸馏釜	甲醇
		泵区、过滤器	噪声
	噻虫胺生产	反应釜、一级过滤器、减压蒸馏釜	碳酸钾、三嗪、噻唑、碳酸二甲酯
		减压蒸馏釜、中和釜	盐酸
		中和釜	NH_3
		泵区、过滤器	噪声
	噻虫啉生产	反应釜、过滤器、减压蒸馏釜	碳酸钾、氰亚胺基噻唑啉、2－氯－5－氯甲基吡啶、碳酸二甲酯
		泵区、过滤器	噪声
	呋虫胺生产	反应釜	呋喃甲磺酯、三嗪、碳酸钾
		减压蒸馏釜	盐酸
		泵区、过滤器	噪声
制剂生产装置	混合造粒	混合造粒机	药物粉尘、噪声
	干燥包装	烘干机、包装机	高温、药物粉尘、噪声

（三）职业病防护措施评价

1.职业危害防护设施

生产装置均在封闭式厂房内，车间墙面、地面硬化处理后喷涂隔离层，避免吸附有害物质，产尘工序地面及时清理，防止二次扬尘及污染，选用先进生产工艺。本项目生产过程自动化程度高，多为密闭化、管道化连续生产，劳动者作业方式以巡检为主，且生产过程工艺条件严格把控，正常运行状态下不会发生泄漏，生产过程尾气均设置有尾气吸收净化装置，车间外墙设置有机械通风设施辅助作业场所通风，避免有害物质积聚；涉及高温设备均采取相应的隔热保温措施；高噪声设备以集中布置的原则设置，并采取相应隔声、减振措施。

防尘设施：产尘工序主要包括固体物料人工投料、产品造粒、干燥包装等。采取的防尘措施有：制剂生产装置原药投料及造粒过程在投料口及造粒机设置局部集尘罩，含尘气体经管道输送至旋风除尘器，回收生产过程逸散的药物粉尘；在包装作业区设置侧吸式集尘罩，避免包装过程含尘气体经过劳动者呼吸带，尽量降低劳动者对有害物质的接触程度。

防毒设施：①为排除生产过程中产生的甲醛、氯化氢、甲醇等有毒害气体，在噻唑合成装置、原药生产装置的车间外墙均设置防爆防腐轴流风机，通风换气次数满足 6 次 /h，最大换气次数满足 12 次 /h；②职业危害主要产生环节为溶剂脱溶产生的碳酸二甲酯、产品烘干过程中产生的农药粉尘。脱溶过程采用真空泵进行抽吸，保持脱溶釜内负压，产生的酸性废气经两级碱液吸收由废气收集系统收集后与碳酸二甲酯废气、干燥废气经车间高 16m 排气筒外排。

2.职业病危害因素检测及防护效果评价

检测职业危害因素有盐酸、氯、氢氧化钠、二氯甲烷、乙腈、四氯化碳、甲醇、二甲基甲酰胺、二氯乙烷、硫酸、氨、甲醇、噪声、粉尘（硫氰酸钠、甲基硝基胍、多聚甲醛、碳酸钾、噁二嗪、三嗪的粉尘）。工作场所化学毒物浓度、噪声强度均符合 OEL_S；各装置区粉尘浓度为 0.2 ～ 1.2mg/m³，均为化学毒物以粉尘形式存在，因无 OEL_S 标准，不作结论。

防护设施评价：本项目生产工艺先进，生产过程自动化、密闭化程度较高，产尘工序设置除尘设施，防尘设施设置符合要求。有毒作业场所采用密闭化、管道化生产；车间设置机械通风设施，避免有害物质积聚；劳动者以巡检为主，减少接触时间；投料过程反应釜保持微负压环境，避免有害物质逸散；生产过程尾气均设置尾气处理装置并高空排放，防毒设施设置符合要求。生产装置的噪声强度均符合 OEL_S，防噪声设施的评价省略。

3.**应急救援设施及个体防护用品（略）**

（四）职业危害特点与建议

本项目所用液碱、浓硫酸、氨水等具有较强的腐蚀性，对皮肤、黏膜等组织有强烈的刺激和腐蚀作用，易造成皮肤灼伤，应持续强化防范意识，加强设备、阀门及管线的检查和维护，在操作中应穿防酸碱服、戴好防酸碱手套等。

本项目存在较多粉状物料，加料时操作人员应严格穿戴规定的防护服、防尘口罩等个体防护用品，添加结束后，应及时进行清扫减少二次扬尘。工作服应集中洗涤，不得带出车间。

（李仁波　刘治强）

第九章 冶金、建材案例

一、某铜冶炼项目职业危害评价

（一）项目概况与工程分析

某铜冶炼项目采用氧气底吹造锍新工艺生产精铜阳极板。项目主要原辅材料和燃料及其年消耗量：铜精矿 50 万 t、石英石 5.4 万 t、10% 丁基黄药 82t（成分有苛性钠、丁醇、异戊醇）、硫化钠 3000t、煤 1.8 万 t、煤焦油 0.7 万 t。混合铜精矿有关化学成分及含量：Cu 20.27%，Fe 29.00%，S 27.00%，As 0.20%，Pb 1.00%。产品及年产量：精铜阳极板 10 万 t、硫酸 40 万 t。副产品：硫化砷渣 7800t/a、石膏渣 6900t/a、铁矾渣 7200t/a。铁矾渣成分为 $CaSO_4 \cdot 2H_2O$、$Ca_3(AsO_4)_2$、$Fe(OH)_2$，返回配料工段。

主要生产工艺流程为氧气底吹炉熔炼、转炉吹炼、反射式阳极炉精炼。熔炼炉、吹炼炉的炉渣经选矿后渣精矿返回底吹炉，底吹炉、熔炼炉设余热锅炉回收余热，锅炉产出的蒸汽用于余热发电，底吹炉、熔炼炉烟气送制酸工段制硫酸。主要生产设施有精矿仓、配料厂房、输送皮带廊道、渣选矿厂房、熔炼厂房、制酸装置、余热锅炉及除尘和余热发电系统、污水及废酸处理系统、配电装置、制氧系统等。本节以铜精矿配料、熔炼、渣选矿系统为例进行分析，其他生产和辅助设施不作分析。

（二）职业病危害因素识别

本项目主要生产工艺过程中存在的职业病危害因素见表 9.1。

表 9.1　主要职业病危害因素分布

单元	车间或岗位	工种	危害因素
备料	备料车间	行车司机、配料工、皮带工、辅助工	粉尘、噪声
	渣缓冷场	冷渣工、二元炉破碎工	粉尘、高温、噪声
渣选矿	碎矿班	破碎工	粉尘、噪声
	磨浮班	磨浮工	浮选剂、粉尘、噪声
	脱水班	脱水工	粉尘、噪声
	行车	行车司机	
熔炼	底吹车间	加料工、渣铜工、辅助工、主控	粉尘、铅、砷、SO_2、高温、噪声
	转炉车间	炉前工、炉后工、行车司机、指吊工、主操	
	精炼车间	炉前工、炉后工、燃油工、浇铸工、其他	粉尘、SO_2、高温、噪声
	电仪班	仪表工	各种危害因素

（三）职业病防护措施评价

1. 职业危害防护设施

防尘设施，①精矿仓及配料厂房胶带运输机、配料皮带、皮带转运站，底吹炉给料系统、进料口，转炉进料口等共设置 5 套除尘系统（回转反吹袋式除尘器和离心风机），共有 30 个吸风口；②各皮带受料点设置密闭排风罩，底吹炉加料口处设置密闭小室及排风装置，底吹炉通过"法兰对接式"加料口改造，防挂料、漏料、漏烟气粉尘；③耐火材料库切砖机和磨砖机设置上吸罩，球磨机加料口设置排风罩，颚式破碎机整体密闭并排风，设置 4 个吸风点、1 台回转反吹袋式除尘器及离心风机；④炉渣选矿，粗碎、细碎、返料破碎设备各设 1 套除尘系统配回转反吹袋式除尘器及离心风机，共 9 个吸风口。

防毒设施：本项目主要毒物来自底吹炉、转炉烟气，采用余热锅炉回收余热、并将电收尘器除尘净化后的烟气送至制酸车间制取硫酸。底吹炉包子房、出渣口及转炉各炉口，阳极炉加料口及出铜口上部均设上吸罩，烟气经除尘后高空排放。转炉配备密封烟罩，前方设旋转式排烟罩。

防噪设施：高噪声设备有离心鼓风机、高温风机、空压机、皮带运输机、氧压机等，均设置减振基础，对空压机及各类风机安装消声装置、隔声室和隔声门。

防高温设施：对生产中产生高温的设备、管道均采取保温绝热棉或隔热套等措施，防高温烫伤。熔炼炉、转炉、精炼炉、阳极铜浇注工艺，对作业过程中存在的高温铜水、渣水，采取粗铜包在车间吊运的作业方式，对热态炉渣采用渣包吊运，对可能的铜液飞溅和高温烫伤，运输过程中设置声光报警装置，确保起运和卸车及运送过程的安全。熔炼厂房设置天窗，充分利用热压自然通风降温。

2. 职业病危害因素检测及防护效果评价

本项目精铜矿粉尘游离 SiO_2 含量为 4.19% ～ 5.79%，石英石粉尘游离 SiO_2 含量为 57.5% ～ 69.7%。检测危害因素有金属烟（铜烟、铅烟、砷及其化合物等）、铅尘、SO_2、高温热辐射、噪声等。其中粉尘个体检测 42 人次，合格 37 人次，浓度超标岗位为配料工（C_{TWA} 最高为 28.7 mg/m^3）、皮带巡检工（C_{TWA} 最高为 13.5 mg/m^3，矿石尘 PC-TWA 为 8 mg/m^3）。粉尘作业地点检测 10 个，合格率 78%，超标点有矿石上料台（矿石尘 C_{STEL} 为 40.2 mg/m^3）、石英石投料口（矽尘 C_{STEL} 为 51.3 mg/m^3，PC-TWA 为 0.7mg/m^3）。

测定 20 个工作岗位 7 种化学毒物，包括铅、砷、二氧化硫等，检测数据 123 个，合格 101 个。除砷及其化合物、铅烟、铅尘外，其他化学危害因素均合格。转炉控制室、转炉炉前工铅烟超标，除尘工铅尘超标，转炉放铜口操作位、底吹炉控制室操作台、转炉炉前、行车工砷及其化合物超标。转炉放铜口砷浓度最高，

C_{STEL} 为 0.095 mg/m^3（PC–STEL 为 0.02 mg/m^3），转炉控制室铅烟浓度最高 C_{STEL} 为 0.133 mg/m^3（PC–STEL 为 0.03 mg/m^3），转炉炉前工接触铅烟 C_{TWA} 为 0.107 mg/m^3（PC–TWA 为 0.09 mg/m^3），除尘工接触铅尘 C_{STEL} 为 0.758 mg/m^3（PC–STEL 为 0.05mg/m^3）。

检测个体噪声剂量13个工种39人次，仅2个工种11人次合格，以破碎巡检工、球磨工、底吹炉操作工等岗位超标较严重。

防尘设施评价：本工程采取了综合防尘措施，在产尘点设置密闭和除尘装置，绝大部分作业点粉尘浓度符合 OEL$_s$，上料台配料工、石英石投料口浓度超标。

防毒设施评价：本项目生产工艺先进，严格采取密闭措施，防止有害气体的外溢。在有毒烟气岗位设局部排风罩、密封烟罩等，将逸散烟气就地捕集，经环保风机集中处理、高空排放。但仍有少数岗位砷、铅严重超标。

防噪声防高温措施评价：本项目生产设备噪声强度较高，应对高噪声设备进行治理，以降低操作者接触噪声的强度。本项目厂房通风良好，对热源设备采取隔热措施，炉前控制室与高温设备隔离，底吹炉、转炉、精炼炉等高温作业场所存在常年高温，应加强个体防护。

3. 应急救援与个体防护用品（略）

（四）职业危害特点与建议

本项目职业危害关键控制点为配料岗位、转炉与底吹炉操作岗位、除尘器放灰岗位，关键职业危害因素为矿石粉尘、石英石粉尘、铅、砷、噪声。本企业个别岗位职业危害严重，应制定规划进行彻底整改。

建议：①配料车间上料台、石英石投料口应增加局部排风罩和除尘系统，并设置喷雾装置，输送皮带产尘点应加强密闭或加大局部吸风罩风量；②对熔炼厂房底吹炉、转炉出铜出渣口的局部集烟罩进行改造，加强烟尘收集效率，确保排风效果；并建议对底吹炉、转炉控制室设置机械送风设施，送入室外新风；③对除尘器放灰口生产工艺进行改造，改袋装方式为密闭气力输送方式，避免铅尘外泄；④各类熔炉属于密闭空间，进行检维修作业时应做好防尘、防中毒措施，事先制定方案，实行作业票制度，有专人监护，并设置警示标志，充分排风，测定氧含量，确保作业人员安全健康；⑤高噪声设备应改造减振设施，设置隔声罩；⑥接触尘毒、噪声的人员应正确佩戴个体防护用品；⑦增加职业病危害因素检测频次，及时发现超标岗位进行整改；进行职业健康监护时应委托技术能力符合要求的医疗机构，严格按职业危害因素种类进行检查，重点关注铅、砷、粉尘、噪声等健康损害。

二、某冶金焦项目职业危害评价

某年产百万 t 冶金焦煤化工迁建项目，配套干熄焦工程、50 万 t／年焦油深加工项目、10 万 t／年粗苯深加工项目以及 5.5 亿 m^3／年煤气综合利用项目等。本章节仅以其焦炭生产及相应辅助工程为例进行分析评价，省略焦油、粗苯、煤气等生产装置部分。

（一）项目概况

本项目组成主要包括炼焦车间 2 座 63 孔捣固焦炉，配套备煤系统、干熄焦发电设施及公用及辅助设施，改造备煤储运设施、筛焦装置、空压制氮站、污水处理站、35KV 总变站、生活辅助用室等配套设施。主要生产装置有卸煤装置、原料煤储运装置、配煤及粉碎装置、炼焦装置、熄焦装置、筛焦楼，以及循环水站、各类泵房、制冷站等。生产工艺有备煤工段、焦化工段、化产回收工段，备煤工段主要包括原料煤的卸车、堆存、取料、配煤、粉碎及煤的输送；焦化工段包括炼焦、干法熄焦（配套发电）、筛储焦、烟道气余热回收工序、出焦除尘地面站工序。

主要原辅材料及产品用量或产量：洗精煤 177 万 t/a、焦炭 132 万 t/a、焦炉煤气 7 万 Nm^3/h。

（二）职业病危害因素识别

本装置主要职业病危害因素分布情况见表 9.2。

表 9.2　职业病危害因素分布

单元	工序/岗位	设备/地点	职业病危害因素
备煤	受煤	受煤坑	煤尘、噪声
	煤场管理	煤场	煤尘
	粉碎、布料、配煤、皮带巡检	粉碎机室、煤塔顶、配煤槽、输煤皮带	煤尘、噪声
炼焦	捣固	捣固机	煤尘、CO、H_2S、氨、SO_2、NO_x、萘、苯酚、苯、甲苯、二甲苯、苯并芘、噪声、高温等
	焦炉巡检	焦炉	CO、H_2S、氨、SO_2、NO_x、萘、苯酚、苯、甲苯、二甲苯、苯并芘、焦炉逸散物、噪声、高温、其他粉尘等
	调火、炉顶	焦炉炉顶、焦炉地下室	CO、H_2S、氨、SO_2、NO_x、萘、苯酚、苯、甲苯、二甲苯、苯并芘、焦炉逸散物、噪声、高温、煤尘等
	装煤	装煤车	煤尘、CO、H_2S、氨、SO_2、NO_x、萘、苯酚、苯、甲苯、二甲苯、苯并芘、噪声、高温等
	推焦、拦焦、熄焦	推焦车、拦焦车、熄焦车	CO、H_2S、氨、SO_2、NO_x、萘、苯酚、苯、甲苯、二甲苯、苯并芘、焦炉逸散物噪声、高温等
	放焦	焦台	粉尘、高温
	筛焦	筛焦楼	粉尘、噪声
	堆取料	堆取料机	
	焦场管理	焦场	粉尘
	皮带巡检	输焦皮带通廊	粉尘、噪声

（三）职业病防护措施评价

1.职业危害防护设施

防尘防毒设施有：备煤车间粉碎岗位设除尘器，受煤坑通廊、输煤皮带通廊设置轴流风机；焦化车间焦炉两侧设置除尘站，配置布袋除尘器，焦炉炉顶设置消烟除尘车，拦焦车设置集尘罩，熄焦楼顶设置木结构折流板捕尘装置和喷洒洗涤装置；装煤车配备装煤密封罩，并在机侧炉门口上部设集尘罩；装煤产生的炉头烟尘通过机侧集尘罩、导烟管、焦侧水封式除尘干管，再由除尘风管引入地面站，经焦炭吸附装置净化后排入大气；焦炉出焦时产生的烟尘，收入设置在拦焦车上的大型吸气罩，并通过水封式集尘干管导至出焦除尘地面站，经除尘净化后排入大气；焦化车间焦炉地下室、交换机室设置防爆轴流风机，焦炉炉顶上升管设水封装置，焦炉炉门采用弹簧刀边路门，增强炉门密闭性。

防高温措施：炼焦车间焦炉炉顶设置移动式喷雾轴流风机，降低炉顶作业环境温度；在中央控制室、变换机值班室、焦炉休息室、焦炉机车驾驶室等设置吊扇及壁挂式或柜式分体空调；炼焦车间焦炉地下室、交换机室、调火工房设置轴流风机全面排风，消除余热；上升管、蓄热热封墙等高温设备和管道采用隔热保温措施；为高温场所作业人员配备防热辐射服等用品。

防噪声措施：略。

2.职业病危害因素检测及防护效果评价

检测项目有氨、二氧化氮、二氧化硫、硫化氢、一氧化碳、苯、甲苯、二甲苯、苯酚、萘、其他粉尘、工频电场、WBGT 指数等。炼焦车间焦炉岗位炉顶工接触一氧化碳（C_{TWA}）超标，焦炉炉顶一氧化碳（C_{STEL}）超标；备煤车间煤场管理工、铲车司机，炼焦车间捣固工、装煤车司机接触煤尘（呼吸性粉尘，C_{TWA}）超标，检测煤场、受煤坑口、皮带头煤尘（C_{STEL}）超标；炼焦车间筛焦岗位筛焦工接触噪声强度超标。其他岗位有害因素浓度或强度均符合 OEL_S。

防尘防毒效果评价：该企业生产过程采用机械化，粉碎机、筛焦机、焦炉等产尘生产过程均设置除尘设施，煤场采取湿法抑尘；焦炉地下室、输煤皮带通廊设置轴流风机，符合防尘设施设置符合要求。但在原料煤运输及炼焦岗位仍存在粉尘浓度超标，焦炉炉顶一氧化碳浓度仍超标。

3. 应急救援措施及个体防护用品（略）

（四）职业危害特点与建议

企业应设置职业卫生管理机构，配备职业卫生管理人员，建立健全职业卫生管理制度，加强生产现场职业卫生管理。对企业负责人、职业卫生管理人员、劳动者进行职业卫生培训；对粉尘、毒物浓度超标的作业岗位进行治理；按规定组织职业健康监护，包括上岗前、在岗期间、离岗时、医学随访和应急健康监护，及早发现职业病及职业禁忌证。

三、某水泥生产项目职业危害评价

（一）项目概况与工程分析

某水泥厂新建日产4 000t新型干法水泥熟料生产线。主要原辅料及年用量：石灰石143万t、砂岩5万t、炉渣3万t、硫酸渣1.8万t，无烟煤2万t、烟煤14万t、火山灰14万t。主要生产过程包括原辅材料供应与配备（石灰石破碎、均化与输送，辅助原料配料，原煤预均化及输送、煤粉制备，生料制备）、熟料烧成系统（熟料烧成、熟料储存及输送）、水泥成品制备（水泥配制、水泥粉磨，水泥储存、输送、散装与包装）、余热发电及水处理等生产及辅助设施。年产熟料120万t，年发电量$3624 \times 10^4 kW \cdot h$。本节以水泥生产线为例进行分析评价，省略余热发电、水处理及辅助生产设施部分。

（二）职业病危害因素识别

本项目各岗位主要职业病危害因素见表9.3。

表 9.3　职业病危害因素分布

评价单元		设备／岗位	危害因素
原辅料配料	石灰石破碎、均化输送	破碎机、堆取料机、输送皮带机	石灰石粉尘、噪声
	辅料备料	砂岩给料机、颚式破碎机、装载机、胶带输送机	矽尘、石膏粉尘、炉渣尘、硫酸渣尘、噪声
	配料	定量给料机、辊磨、胶带输送机、生料提升机	石灰石粉尘、矽尘、石膏粉尘、炉渣尘、硫酸渣尘、噪声
	原煤预均化与煤粉制备	板喂机、堆取料机、胶带输送机、煤磨、螺旋输送机	煤尘、噪声
	生料制备	生料磨	石灰石粉尘、噪声
熟料烧成系统	熟料烧成	回转窑、分解炉、箅冷机、破碎机	CO、NO_x、SO_2、高温、热辐射、噪声
	熟料储存及输送	槽式输送机、熟料库、汽车散装系统	水泥粉尘、噪声
水泥成品制备	水泥调配	胶带输送机、定量给料机	水泥粉尘、石膏尘、炉渣尘、矽尘、噪声
	水泥磨、水泥储存、输送、散装与包装	提升机、辊压机、选粉机、水泥粉磨机、水泥库卸料装置、散装系统、回转式水泥包装机、胶带输送机	水泥粉尘、噪声

（三）职业病防护措施评价

1. 职业危害防护设施

防尘设施：各产尘装置共设置 36 台高效布袋除尘器，窑头设置 1 台静电除尘器。现场调查发现，多个产尘点密闭不严，吸尘罩设置不当且罩口过小，有的产尘点只有吸尘管无吸尘罩，防尘效果不良。企业按评价机构建议，经过半年多对粉尘危害严重的作业岗位进行整改：①在主要产尘装置或岗位增设 25 台高效袋式除尘器；②物料输送改用气力提升泵和螺旋输送机等密闭式输送设备；③对全部输送皮带设置密封型皮带廊；④砂石卸料坑上方设置喷雾洒水设施；⑤对局部产尘点增加封闭设施：带式输送机密闭罩露尘处进行密封、加挡料板；辅料中转站加围护封闭；原料调配站称料位、下料口密封，并设挡料板；石灰石预均化库至原料调配库、原料调配库至立磨的转运站均封闭；熟料储存库下料口及输送皮带等加装封闭；熟料调配库皮带输送机尾加装密闭罩，提升机密闭不严处进行改进；立磨喂料楼回料皮带处封闭；并更换各输送皮带破损的挡料板。

防毒设施，本生产工艺采用悬浮预热和窑外预分解技术，全线计算机集散控制，实现自动化及高效、环保。项目配备 DCS 自动启动控制系统，严格控制配料、配煤，避免煤粉不完全燃烧，减少 CO 产生；预分解阶段属于低温燃烧，NO_x 生成量较小；熟料烧成工艺是吸硫过程，SO_2 产生量极少；窑内为负压燃烧，所产生 SO_2、NO_x 等化学毒物不会外溢；回转窑露天布置，有利于气体毒物扩散。本项目有毒气体主要是 CO，在窑尾安装 CO 自动在线监测仪，实现自动报警，及时关闭。

防噪设施，对主要噪声源如破碎机、原料磨、煤磨、水泥磨、风机等高噪声设备均单层单独布置、设置基础减振；石灰石破碎、砂岩破碎设备采用封闭式车间、地下式安装，对罗茨风机、篦冷机冷却风机安装消声器，窑头窑尾风机设置为多段管转接方式。

2. 职业病危害因素检测及防护效果评价

粉尘中游离 SiO_2 含量为砂岩粉尘 27.2%、炉渣粉尘 11.1%、其他粉尘 6.3%～9.9%。共检测粉尘作业岗位 22 个，合格 5 个；粉尘作业地点 33 个，合格 7 个。粉尘浓度最高岗位为均化库取料工接触的石灰石粉尘（C_{TWA}）为 78mg/m³，其作业地点刮板取料机粉尘（C_{STEL}）是 534mg/m³。超标原因：本项目在可行性论证阶段未进行职业病危害预评价，防尘设施设置不规范。整改后粉尘危害有较大改善，作业岗位粉尘合格率由 22.7% 上升为 68.2%；粉尘浓度大幅下降，如取料工（C_{TWA}）降至 2.9mg/m³，取料机作业点（C_{STEL}）降至 23 mg/m³。

化学毒物检测结果，回转窑窑头、窑尾等作业岗位 CO 的浓度，均符合 OELs。

噪声强度，检测作业岗位 27 个，合格 7 个。多数岗位噪声强度超标，最高为煤磨巡检工、石灰石破碎工，$L_{Aeq, 8h}$ 均超过 95dB(A)。噪声危害控制效果较差。

3. 应急救援设施及个体防护用品（略）

（四）职业危害特点与建议

（1）本企业主要职业病危害因素是粉尘、噪声。经评价机构建议，企业对产尘场所进行整改，使绝大多数粉尘浓度降低到 OELs 值以下，岗位合格率由 22.7% 上升为 68.2%，作业地点合格率由 21.2% 上升为 72.7%。但仍有部分场所防尘措施不到位，应进一步整改。

（2）企业应高度重视职业卫生工作，落实职业卫生法律法规及相关标准的规定，完善各项职业卫生管理制度；加强职业卫生培训，督促员工正确使用个体防护用品；加强作业场所职业卫生管理，及时发现问题进行整改，确保职业病防护设施有效运行；加强职业病危害因素检测频度，对超标岗位及时采取措施整改；加强对外包工的职业卫生管理，保障其健康权益。

（3）继续整改建议：本项目粉尘和噪声危害严重，应继续整改。建议：①石灰石破碎皮带输送机应进一步密闭并增设喷雾设施；石灰石预均化库布料机加装圆桶套袋并降低落差；②原煤卸料坑中板式给料机应加强密闭并增设喷雾设施；③水泥熟料配料库底输送皮带应加装密闭罩，库底有水平直角除尘风管应改造为垂直或倾斜敷设风管，并设置合理弯曲角度，如必须设置水平管道，则管道不应过长，并在适当位置设置清扫孔；④加高水泥装包机围护挡板，在包装机操作位加装侧吸罩；水泥装包装车操作位加装密闭棚式围护结构并设置局部通风除尘设施，下斜式带式输送机加装密闭罩；⑤及时清扫作业场所地面，以免扬尘；有序堆放物料，堆场物料加盖毡布和围挡。

由于大多数作业岗位噪声强度超标问题，建议企业制定噪声治理规划，对高噪声设备布置过于密集的进行疏散，在设备大修或季节性停产时对噪声设备改装基础减振、加装隔声罩，加强作业工人的个体防护。

四、某特种玻璃制造项目职业危害评价

（一）项目概况及工程分析

某特种玻璃生产项目建设一台熔炉及三条压制线，实现年生产高档安全耐热压制玻璃产品9700t。主要生产装置包括：上料系统、配料系统、熔化系统、成型退火系统、包检系统；公辅设施有给排水、供配电、供气、维修、储运等。

主要原辅料及年用量：碎玻璃4161t、石英砂8090t、硼砂2373t、硼酸385t、氢氧化铝377t、食盐20t、天然气180万 m^3 等，通过机械混合后投加到玻璃窑炉内，然后经过压制成型、抛光、退火等工艺制造出硼硅耐热玻璃。

（二）职业病危害因素识别

此处仅识别分析主生产装置单元的职业危害因素，公辅设施部分省略。见表9.4。

表 9.4　主要生产装置职业病危害因素分布

单元	工序／岗位	设备／地点	危害因素
生产装置	吊料工	原料的料仓／料罐上料口	矽尘、硼砂、硼酸、噪声
	熔调操作工	原料料仓、给料机、皮带输送机、搅拌机、斗提机、加料机、熔炉料仓、熔炉、除尘设备、风机	矽尘、硼砂、硼酸、噪声、高温
	1#线、2#线、3#线成型主操	压机、抛光机	甲烷、CO、高温、噪声、红外线
	1#线、2#线、3#线成型副操	压机、抛光机、退火炉、模具预热炉、真空泵、成型用通风机	
	包检工	包检处	噪声

（三）职业病防护措施评价

1. 职业危害防护设施

本项目设置的防护设施有，配料房、熔炉加料机上方各设一套密闭抽风布袋式除尘器；熔炉料道外部设一套120mm轻质莫来石保温层砖；压机、抛光机、

退火炉上部共设 9 套集热罩；退火炉外部设 3 套 300mm 硅酸铝保温层；熔炉车间中部设 360m² 避风排热天窗；在成型岗位和包装岗位各设 3 组水冷空调送风口，成型岗位还有降温风机、降温风扇各 3 台。

防尘设施： 本项目产尘环节主要有投料、配料、混合、输送、给料。采用电动葫芦吊运原料至投料口，投料口设置抽风系统，采用负压投料，尽可能减少投料后包装袋内残余物料。配料系统采用 PLC 控制系统控制，自动完成所有原料的称量、混料上料，料仓捅料采取机械疏通，料仓密闭。采用密闭的皮带输送机、斗式提升机输送原料。混料搅拌设备单独布置，混料过程密闭操作。各原料单独的料仓 / 料罐均设吸风管，搅拌机进、出料口上方设吸尘罩，连接至配料房的密闭抽风布袋式除尘器，除尘器内原料回收利用。窑头料仓设料位监控装置。熔炉加料选用自动撒料机。熔炉采用自动化控制系统，炉内微负压。熔炉加料机上方安装密闭抽风脉冲袋式除尘器，防尘系统与设备联锁，生产线启动时先启动除尘系统，停机时最后关闭除尘系统。除尘器采用全程自动控制，清灰、卸灰自动运行，清下的灰直接进入加料机，重新投入熔炉。配料操作室、熔调操作室采用封闭式结构，与配料、熔制系统分开。

防毒设施： 熔炉采用全电熔窑炉。可能发生毒物逸散的部位主要有压机、抛光机、退火炉。采用自动化程度较高的连续式机械成型。燃料选用天然气，抛光机火枪选用纯氧枪充分燃烧。压机、抛光机上方设置吸风罩，连接排气筒，退火炉上方设排气筒，收集天然气燃烧废气后高空排放。

防噪设施： 本项目产生噪声的环节或设备主要为碎玻璃落料及给料机振打、压机、抛光机、通风机、真空泵。采取的防噪措施有，给料机、压机、抛光机、通风机、真空泵优先选用低噪声设备。各原料仓 / 料罐、给料机布置在封闭的房间内。采用 PLC 控制系统控制完成自动配料，熔炉采用自动控制系统运行。各操作室、休息室采用封闭式结构，远离生产装置区。

防高温设施： 高温热源主要为熔炉、压机、抛光机、退火炉、模具预热炉。设置的防高温设施有，熔炉采用控制系统，操作室内设置空调。熔炉选用保温效果更好的轻质莫来石保温材料代替传统的轻质黏土保温砖，退火炉采用硅酸铝保温材料保温，模具预热炉外设硅酸铝保温材料。熔制车间中部上方设避风散热天窗。压机、抛光机、退火炉上方设集热罩收集热气，将散发的热量排出车间。成型岗位、包检岗位上方设水冷空调送风口，成型岗位设降温风机和风扇，每条生产线传送带上方设降温风机。

2. 职业病危害因素检测及防护效果评价

该项目运行过程中的职业病危害因素主要有粉尘、甲烷、一氧化碳、噪声、高温、红外线。检测结果为：袋装石英砂上料后，包装袋移走过程有粉尘逸散，导致石英砂上料口浓度超标。其余职业病危害因素检测结果均符合 OEL_S。

防尘效果评价：对产生粉尘的生产设备采取机械自动化、密闭化，设有除尘器、集尘罩及局部排风等防尘设施，防尘设施设置符合要求。混合搅拌机进料口未密闭，石英砂上料时产生粉尘，上方虽设收尘设施，但仍有粉尘逸散。

防毒效果评价：本项目生产工艺先进，产生有毒物质的燃烧设备采用自动化、密闭化工艺，选用天然气作为燃料，减少有毒物质产生，防毒措施符合要求。

防高温效果评价：采取的防高温设施，能够有效降低高温危害。夏季环境温度较高，熔调操作工、成型岗位的接触高温的 WBGT 指数较高，应加强高温季节岗位工人的防暑降温。

3. 应急救援措施及个体防护用品：（略）

（四）职业危害特点与建议

该项目存在的主要职业病危害因素为高温和粉尘，企业应重点关注防尘设施维护保养，保证其除尘效果。及时清扫作业场所地面及作业平台的积尘。作业人员进入产尘的作业场所时佩戴防尘口罩，并根据情况及时更换防尘口罩。工艺允许的条件下，应尽量减少工人暴露于高噪声场所的时间，在生产现场按要求正确佩戴防噪耳塞或耳罩。在夏季高温季节要限制操作人员持续接触高温时间，应当合理安排工作时间。

（高衍新　毕心郊）

第十章　机械制造等行业案例

一、某机械制造项目职业危害评价

（一）项目概况与生产工艺分析

某机械制造项目生产车间有焊接车间、重卡车间、装配车间和辅助设施等。焊接车间包括斗杆焊接线、组对工装和腻子线。重卡车间包括补漆室和技能培训中心。装配车间包括补漆室、部件装配线和整车装配线。辅助设施包括化学品库、危废仓库、垃圾房、污水提升泵站、卸货区、车间辅助用室等。

主要原辅材料包括切板件、焊丝、腻子、油漆、稀释剂、固化剂、润滑油、二氧化碳和氩气等。产品是挖掘机。

生产工艺流程主要有：切板件→气刨、焊接→打磨→涂腻子→喷漆→部件装配→整车装配→入库。其中装配车间设整车补漆室，对车体表面喷涂不合要求的进行修补、补漆。调漆由喷漆工在调漆室进行。重卡车间设技能培训中心，用于焊接训练和涂装训练。

（二）职业病危害因素识别

该项目主要职业病危害因素分布见表10.1。

表 10.1　主要职业病危害因素分布

单元	作业岗位	环节／设备	主要职业病危害因素
焊接车间	焊接工	焊接	电焊烟尘、锰及其无机化合物、NO_x、CO、臭氧、噪声、紫外辐射
		打磨	金属粉尘、噪声、手传振动
		气刨	金属粉尘、噪声、高温
	腻子工	打磨	金属粉尘、噪声
		刮腻子	苯乙烯、噪声
重卡车间	焊接学员	焊机	电焊烟尘、锰及其无机化合物、NO_x、CO、臭氧、噪声、电焊弧光
	喷漆工、涂装学员	调漆、喷漆	苯、甲苯、二甲苯、乙苯、乙酸丁酯、噪声
装配车间	喷漆工		
	部件装配工、整车装配工	装配	噪声、手传振动
辅助车间	仓库管理员	仓库管理	苯、甲苯、二甲苯、乙苯、乙酸丁酯、烷烃、环烷烃
	龙门吊地操工	吊装货物	噪声

（三）职业病防护措施评价

1. 职业危害防护设施

防尘毒设施：焊接车间采用机械通风，在屋顶设有屋面通风器和轴流风机。部分焊接作业由焊接机器人完成。小件焊接作业岗位操作时采用吸尘焊枪。除尘系统采用下进上排的方式，斗杆焊接区、X 架焊接区设置全覆盖式吸尘罩除尘系统；中央转台焊接区、转台总成焊接区设置全覆盖式伸缩房除尘系统。腻子线设有一套送排风系统和筒式除尘器，采用上送下排方式。重卡车间的焊接训练场设有除尘系统，每个焊接工位上方均设吸尘罩。涂装训练场设有机械排风和水帘式漆雾收集装置。喷漆产生的废气大部分被水帘式漆雾收集装置收集，未被捕集的漆雾通过滤棉滤除，最后经活性炭吸附装置净化后排放。重卡车间和装配车间的补漆室设上送侧排通风系统，调漆室的吸风口与补漆室的通风系统相连。收集的废气经过滤棉过滤，活性炭吸附装置净化后排放。

噪声防护设施：本项目设备尽量选用低噪声设备。高噪声设备和低噪声设备分区域设置，设置金属隔断等。装配车间装配设备自动化程度高。

2.职业病危害因素检测及防护效果评价

对危害因素的检测结果显示，焊接车间焊接作业岗位、重卡车间焊接学员作业岗位的电焊烟尘、锰及其无机化合物、二氧化氮、一氧化碳、臭氧浓度，均符合 OEL_S。腻子线打磨工其他粉尘、苯乙烯浓度符合 OEL_S。喷漆作业岗位，重卡车间和装配车间的补漆室、调漆室与涂装学员训练工位的苯、甲苯、二甲苯、乙苯和乙酸丁酯浓度符合 OEL_S。

焊接车间焊接作业岗位和重卡车间焊接学员作业岗位电焊弧光符合 OEL_S。重卡车间和装配车间的噪声符合 OEL_S。焊接车间的部分焊接岗位噪声超标。焊接车间焊接工、重卡车间焊接学员和装配车间装配作业岗位的手传振动符合 OEL_S。

3.应急救援与个体防护用品

化学品库、危废仓库、补漆室、调漆房等均设有可燃气体报警器；重卡车间和装配车间的补漆室均设有喷淋洗眼装置；化学品库和危废仓库设有移动式洗眼器；化学品库、危废仓库室内和室外均设置明沟，可收集发生事故时泄露的化学品。各车间设有急救药箱、担架等急救设施。化学品仓库、危废仓库、重卡车间和装配车间补漆室与调漆房、涂装训练场均设事故通风系统，换气次数＞12次/h。

各作业岗位均配备防护眼镜、安全帽和耳塞。每个岗位统一配备的防护用品，另对焊接作业岗位配备防燃服、焊接防护面罩、自动送风防尘面罩和防尘口罩。刮腻子作业岗位配备防护服、防毒面具和防护手套等。打磨工作业岗位配备防毒面具、防尘口罩、防护手套。喷漆作业岗位配备防护服、防毒面具、防护手套和防静电鞋等。装配作业岗位配备防尘口罩、防护手套和防砸鞋等。

（四）职业危害特点与建议

本项目生产过程中存在电焊烟尘和金属粉尘等，锰及其无机化合物、二氧化氮、一氧化碳、臭氧、苯乙烯、苯、甲苯、二甲苯、乙苯和乙酸丁酯等多种有毒物质；噪声、电焊弧光和手传振动等物理因素。为保护工人健康，应加强职业卫生管理，对工人进行针对性的职业卫生培训。对于噪声强度超标的作业岗位，应加强个人防护，督促工人按要求佩戴耳塞并定期更换，职业健康查体进行听力检查。

二、某蓄电池项目职业病危害评价

（一）项目概况与生产工艺分析

某蓄电池项目主要工程内容包括组装车间和化成包装车间。主要生产原辅材料为电解铅、合金铅、98%硫酸、电池槽盖、隔板、包装材料、液碱等。

组装车间，包括板栅铸造、铅粉生产、和膏涂板、固化干燥、分片及刷片、称片配组、组装制造共7个工序。板栅铸造是将正负极板栅所用的工作铅合金，分别投入铸板机合金锅中融化、保温，通过封闭自动定量输送、注模、成型、脱模、切模等过程，制成蓄电池用板栅。铅粉生产是将电解铅的铅锭熔化、制作成铅粒、球磨后制成铅粉。和膏涂板是将铅粉、稀硫酸、去离子水、各种添加剂经过称量输送至和膏机制作铅膏，由涂板机将铅膏均匀涂在板栅上，同时对湿板淋酸保湿后进行表面干燥。固化干燥是在一定的温度、湿度条件下固化干燥极板。分片及刷片是通过剪切机裁成小片，再将小片极耳、极板的四边框残留的毛刺和干铅膏刷干净。称片配组是将极板准确称量后组合。组装制造，包括包板、电池铸焊、封盖、焊接线片、极柱密封的组装。

化成车间，包括配酸灌酸、化成、配组包装工序。配酸灌酸，按比例配制稀硫酸加入电池。化成，将加酸后的蓄电池串联成电池组，经过充电、放电、测量并记录电压、抽酸。配组包装，将蓄电池容量、开路电压基本一致的蓄电池配成电池组，经表面清洁后装箱。

（二）职业病危害因素识别

本项目职业病危害因素分布情况见表10.2。

表10.2 职业病危害因素分布

车间	工序	设备 / 地点	职业病危害因素
组装	板栅铸造	熔铅锅、铸板机	铅烟、噪声、高温
	铅粉生产	铅粉机	铅尘、噪声
	和膏涂板	酸碱储罐、制水配酸机	硫酸、NaOH
		和膏平台、涂扳机	铅尘、硫酸、噪声
	固化干燥	干燥窑、固化室	高温
	分片及刷片	分刷片机、称片机、包片机	铅尘、噪声
	组装	铸焊机	铅烟、SnO_2
化成	配酸灌酸	反渗透制纯水机、配酸机、灌酸机	硫酸、噪声
	加酸	灌酸机	硫酸、噪声
	化成	电池化成线	硫酸、高温

（三）职业病防护措施评价

1. 职业危害防护设施

防尘防毒措施：采用自动化、密闭化生产设备，如和膏机、分片机、称片机、包片机、铸焊机等采用自动化生产，铅粉机、和膏涂板、分片刷片、组装包板等工序采用密闭设备。生产过程中收集的含铅尘废气、含铅烟废气均经处理后排放；含酸雾废气经酸雾吸收后排放。

产生铅尘的工序主要有铅粉生产、和膏涂板、分片及刷片。①铅粉生产为封闭制粉系统，排放的废气送铅尘废气三级处理系统（旋风除尘器＋布袋过滤＋水喷淋三级处理）。②使用自动和膏机，从铅粉仓至和膏工序均在密封状态下，出口与二级湿式除尘器相连。涂板工序采用全自动涂扳机，设有铅膏自动回收系统及废液自动收集系统，输送至污水处理站调节池。③分片刷片自动化密闭设计、组装包板设备密闭，排放的废气经处理系统净化后排放。称片机采用侧吸风方式，包片机设置下吸式除尘，收集的废气经处理系统净化后排放。

产生铅烟的工序有板栅铸造、组装（电池铸焊工段）。①熔铅锅完全封闭，铸板机出料口处设铅烟收集装置，废气经铅烟处理系统（高效铅烟专用净化器＋喷淋塔）净化后排放。②焊接工序采用全封闭自动铸焊机，废气经铅烟处理系统净化后排放。

产生硫酸雾的工序为化成车间配酸灌酸、化成工序。配酸采用自动配酸系统，酸液采用密闭输送系统，灌酸采用自动灌酸设备。化成工序设在封闭的车间内，化成槽外设有收集罩，顶部设酸雾收集装置。

在生产厂房内设置通风换气设施；在工段内部设置工人休息室、操作室、控制室等，并在室内设置风扇、空调等设施。固化箱等高温设备采用保温材料进行保温。

防噪声设施：略。

2. 职业病危害因素检测及防护效果评价

检测职业病危害因素有铅烟、铅尘、氢氧化钠、硫酸、二氧化锡、噪声、高温等。铅尘超标岗位为涂扳机，浓度为 $0.183mg/m^3$，铅烟作业点超标岗位为板栅铸造的铸板机，浓度为 $0.092mg/m^3$。其他各岗位或有害因素均符合 OELs。

防尘毒效果评价：该项目采用自动化、密闭化生产设备，生产工艺先进，设置有铅尘、铅烟、酸雾收集及净化设施，防尘毒设施设置符合要求。本项目职业健康检查发现，铅粉生产、包片、和膏涂板、分刷片、铸焊岗位部分人员的血铅浓度超标。存在问题：①涂扳机铅板出口处有铅粉沉积，清扫不及时，铅粉震落扩散至空气中导致铅尘超标；②加料和铸板熔铅过程存在铅烟逸散，导致铸板机铅烟浓度超标；③铅粉生产工序铅粉取样口，未能将铅粉取样过程密闭化。

3. 应急救援措施

该项目针对生产过程可能发生的急性化学灼伤、高温中暑等急性职业病危害事故，在和膏涂板、配酸灌酸设置喷淋洗眼器。存在问题：化成槽、硫酸储罐区未设置喷淋洗眼器。硫酸储罐区未设置泄险沟（堰）。

4. 个体防护用品（略）

（四）职业危害特点与建议

该项目多数作业岗位为固定岗位作业，职业危害关键控制危害因素为铅尘、铅烟和硫酸，铅尘关键控制点为铅粉生产、和膏涂板、分片及刷片；铅烟关键控制点是板栅铸造；硫酸关键控制点为配酸灌酸和化成槽。企业应高度重视铅烟、铅尘的防护，建立日常检测制度，对铅烟和铅尘浓度加强监测，防止慢性中毒事故的发生。

建议：①涂扳机铅板出口处增设铅尘收集装置，并对涂板岗位地面及时进行湿式清扫，减少铅尘二次污染；②板栅铸造岗位加大铅烟净化装置的通风量，在条件允许的情况下，为熔铅锅增设机械排风罩口；③铅粉生产工序铅粉取样口，设置取样密闭罩，减少取样时的铅尘逸散；④化成槽、硫酸储罐区应设置应急冲淋洗眼系统，保护半径不大于15m。硫酸储罐区应设置泄险沟（堰）；⑤根据相同行业查体资料显示，应对查体中发现的神经衰弱症候群、消化系统紊乱、血铅超标等现象加以重视，并根据《职业健康监护监督管理办法》的规定严格执行接害职工的职业健康检查。

三、某光电材料项目职业危害评价

（一）项目概况与工程分析

某光电材料项目年产300万m^2软体电磁屏蔽材料，以涤纶布、高分子薄膜、海绵等软体为基材，通过一系列物理化学反应，把金属离子覆在基材上形成金属膜层结构。这种光电材料主要用于导电或电磁屏蔽。

该项目组成有4部分：品管部、真空工段、复合工段和辅助设施。品管部负责原料检验和成品检验，真空工段主要负责半成品检验和真空镀膜，复合工段主要负责金属离子反应和后处理，辅助设施包括配液区、水处理、易制爆仓库、设备检维修、污水处理、化验室和配电室等。

主要原辅材料及用量：品管部：涤纶布290万m^2、高分子薄膜8万m^2、海绵 2 万 m²、纸箱等；真空工段：镍靶材 12t、氩气 0.8t；复合工段：电解铜 60t、电解镍 30t、25% 氨水 0.6t、95% 浓硫酸 0.6t；辅助设施：焦磷酸钾 5.28t、焦磷酸铜 1.44t、硼酸 0.1t、硫酸镍 0.96t、氢氧化钾 0.6t、活性炭 1t、双氧水 1t。

主要生产工艺流程为：基材→径向卷验、剪切、除湿→物理气相沉积→金属离子反应→成品剪切、入库。基材经卷验机检验，剪切，预烘除湿机除湿。在沉积设备内进行物理气相沉积，沉积设备抽真空，注入少量氩气，使两极之间电压达 300 ～ 500V，产生放电，氩气形成正离子，作为电子载体由阳极向阴极的镍靶表面飞行，与镍靶碰撞，使镍原子（或分子）溅涂附着在软体基材表面上。沉积后的基材表面形成一层金属粒子，经铜镍离子反应，形成 Ni/Cu/Ni 的膜层结构，成为成品。使用贴合分切复卷机、成品分切机对成品布料进行成品检验，截切、包装入库。

（二）职业危害因素识别

主要职业病危害因素分布情况见表 10.3。可溶性镍化合物、氢氧化钾等有毒有害的化学物质和噪声是光电材料项目生产过程中的主要职业病危害因素。

表 10.3 主要职业病危害因素分布

单元	作业岗位	生产工艺环节 / 设备	职业病危害因素
品管部	原料检验员	卷验机	噪声
	成品检验员	复卷机、分切机	
真空工段	操作工	半成品检验	
		烘干	高温
		真空镀膜机、异步电动机	金属镍与难溶性镍化合物、噪声
		制冷机	噪声
复合工段	铜离子反应操作工	铜反应槽、复合镀膜机	KOH、高温、噪声
		氨水放置架	氨
	镍离子反应操作工	镍反应槽、复合镀膜机	可溶性镍化合物、硫酸、高温、噪声
	后处理操作工	后处理机	噪声、高温

表 10.3（续）

单元	作业岗位	生产工艺环节/设备	职业病危害因素
辅助设施	配液工	配液过程	硫酸、KOH
		处理槽、过滤槽	H_2O_2、活性炭粉尘、噪声
		镀镍配液区	可溶性镍化合物、硫酸
		镀铜配液区	KOH
		铜水处理区	KOH、噪声
		镍水处理区	可溶性镍化合物、硫酸、噪声
		污水处理—镍污水处理	可溶性镍化合物、噪声
		易制爆仓库	H_2O_2
		水处理机、泵、电机等	噪声
	设备科	巡检维修	可溶性镍化合物、噪声
	化验员	化验台	可溶性镍化合物、硫酸、盐酸
	电工	配电室	工频电场

（三）职业病防护设施评价

1.职业危害防护设施

真空工段磁控真空溅射镀膜机采用密闭设置工艺、自动化运行。复合工段根据反应槽的数量设置相应的排风罩，金属离子反应槽上方设置排风罩，侧墙上方设置轴流风机进行通风换气。氨水放置架选用低浓度袋装氨，自动化添加，设置上排风罩。辅助设施部分的处理槽、过滤槽上方设置排风罩。配液过程、镀镍配液区、镍水处理区、镀铜配液区、铜水处理区采用自动化操作。水处理设备、污水处理设备密闭设置，自动化运行。化验室设置通风橱。防毒设施效果符合要求。

物理因素防护设施：卷验机、分切复卷机、成品分切机、电动机等产生设备选用低噪声设备，设置减振基础。将噪声较大的制冷机组室外布置。

真空工段设备密闭，设置保温层。值班室、复合工段的铜离子反应区、镍离子反应区均设置空调。配电室为独立封闭设置，并设有防护栏等设施。避开主要通道及人员密集场所，设有屏蔽、防护、机械通风等设施。作业人员采用巡检作业方式。

2. 职业病危害因素检测及防护效果评价

金属镍与难溶性镍化合物、可溶性镍化合物、氢氧化钾、硫酸、氨、过氧化氢、活性炭粉尘浓度，均符合 OEL_s。噪声强度符合 OEL_s。其中，辅助设施处理槽岗位过氧化氢浓度为 $0.7 \sim 0.9$ mg/m³（PC-TWA 为 1.5 mg/m³），配液工岗位活性炭粉尘为 $2.4 \sim 4.5$ mg/m³（PC-TWA 为 5 mg/m³），虽然符合限值规定，但浓度较高、达到行动水平，长期运行后有超标可能，建议查找原因，并加强通风和个体防护。经调查，配液工岗位活性炭粉尘仅在加料时接触，时间较短，但也应加强密闭除尘措施和个人防护。

3. 应急救援措施

在生产过程中使用氢氧化钾、硫酸、盐酸等有毒化学物。在复合工段的镍离子反应区和铜离子反应区、辅助设施部分的配液区、易制爆品仓库和化验室设有洗眼器，配备防酸碱手套。真空工段和复合工段备有医药箱。

4. 个体防护用品（略）

（四）职业危害特点与建议

光电材料项目生产过程中使用多种有毒有害化学物质，职业危害关键控制因素为金属镍与难溶性镍化合物、可溶性镍化合物、氢氧化钾、硫酸、氨、过氧化氢、活性炭粉尘等。重点职业危害岗位为真空工段镀膜、复合工段离子反应槽、辅助设施处理槽、过滤槽等岗位，辅助工段活性炭粉尘岗位。应定期组织化学性灼伤等应急预案演练，如实记录演练的全过程并存档。

职业病危害事故多发于设备故障、跑冒滴漏、检维修时。在设备检维修时，必须认真组织、加强管理，做好监督、监测和监护。应加强作业场所职业卫生管理，督促作业人员正确佩戴使用个体防护用品；对全体员工进行职业病防治知识培训、自救互救及应急预案的演练。

四、某印染项目职业危害评价

（一）项目概况与工程分析

某印染项目建有一条坯布漂白线，年处理漂白布3200万m。主要工程内容包括冷堆车间、漂白车间、定型烘干车间、验整车间、仓库等。主要生产原料为坯布，辅料包括27%双氧水、30%液碱、液化石油气、煮炼剂（表面活性剂）、乙酸等。

坯布漂白工艺包括前处理、漂白、后处理、成品验整工序。前处理工序包括接布、烧毛、冷堆，烧毛后经双氧水、液碱浸泡打卷送入冷堆间。漂白采用双氧水、液碱，生成具有漂白作用的过氧化氢离子，加入煮炼剂增强坯布的渗透及洗涤效果，过程中加入乙酸调节pH值。后处理包括高温定型、烘干环节。成品验整是对表面光滑度未达到要求的坯布进行压光处理，打包或打卷包装，送至成品仓库。

（二）职业病危害因素识别

本项目职业病危害因素分布情况见表10.4。

表 10.4 职业病危害因素分布

车间	工序	设备/地点	职业病危害因素
冷堆车间	接布	接布间	棉尘
	烧毛	烧毛机	棉尘、CO
		液化气瓶区	液化石油气
	冷堆	双氧水储罐、双氧水加料槽、冷堆间	H_2O_2、NaOH
漂白车间	漂白	漂白槽	H_2O_2、NaOH、乙酸
定型烘干车间	定型烘干	定型机、烘干机	棉尘、高温、噪声
验证车间	成品验整	压光机、打包机、打卷机	棉尘
仓库	物料装卸	原料仓库、成品仓库	棉尘

（三）职业病防护措施评价

1. 职业危害防护设施

防尘措施：冷堆车间采用自然通风。漂白车间采用自然通风和机械通风相结合的方式，车间设有排风扇进行机械排风。

防毒措施：双氧水储罐、乙酸储罐以及液碱储罐露天布置，自然通风良好。冷堆车间、漂白车间使用双氧水、液碱、乙酸等有毒物质的岗位，设置盥洗水龙头、洗眼器，并设有应急撤离通道。

防高温设施：定型烘干车间设有机械送风设施进行通风换气，降低工作场所环境温度。

防噪声设施：略。

2. 职业病危害因素检测及防护效果评价

工作场所职业病危害因素检测项目有，棉尘、过氧化氢、氢氧化钠、乙酸、一氧化碳、液化石油气等毒物，噪声、高温，其中超标因素为粉尘和噪声。检测 11 个粉尘作业点及 8 个接尘岗位，超标岗位为烧毛、干燥、仓库，超标岗位接触粉尘浓度为烧毛 $3.21 \sim 3.26 mg/m^3$，干燥 $1.37 \sim 1.42 mg/m^3$，仓库 $3.24 \sim 3.43 mg/m^3$；测量 7 个噪声岗位，超标岗位为烧毛、漂白、定型、烘干、压光，噪声强度最高的岗位为漂白 92.9dB（A）；其他各岗位或有害因素均符合 OEL_S。

防尘效果评价：该企业生产车间充分利用自然通风，设置排风扇。烧毛等岗位粉尘浓度超标，未采取有效的防尘措施。存在问题：冷堆车间、定型烘干车间等产生粉尘工作地点未设置收尘及排风除尘等设施。

防毒效果评价：该项目生产工艺先进，生产过程中使用有害物质的车间单独布置，物料储罐区露天布置。存在问题：冷堆车间冷堆间、漂白车间漂白槽作业场所未设置局部排风设施，不能有效地通风排毒。

3. 应急救援设施及个体防护用品：（略）

（四）职业危害特点与建议

根据生产工艺特点、职业病危害因素检测结果，该项目职业病危害关键控制因素为粉尘和噪声。关键控制点为：冷堆车间的烧毛工序、定型烘干车间的烘干工序以及原料仓库和成品仓库的粉尘；冷堆车间烧毛工序、漂白车间、定型烘干车间、验整车间的噪声。

建议：①根据 WS 717 要求，在产尘岗位如接布、烧毛、定型、烘干、压光、打包及打卷等岗位，安装局部排风装置和除尘设备；②及时清除积尘，将压缩空气吹扫方式改为吸尘装置；③在使用挥发性化学毒物的冷堆车间、漂白车间，安装机械排风设施，加强车间内空气流通。散发有害气体的冷堆、漂白工序，应设置局部排风装置；④完善个体防护用品配备，对烧毛、漂白等接触有毒物质的岗位配发防毒面具。加强劳动防护用品配备使用的管理、维护保养。

该企业工作场所的职业病防护设施运行基本正常，个别岗位粉尘浓度和噪声强度超过职业卫生接触限值，应采取措施进行治理或加强个体防护，以确保作业人员实际接触的职业病危害因素的浓度（强度）符合职业接触限值。

五、某危废处置项目职业危害预评价

（一）项目概况与工程分析

某危废处置项目建设焚烧生产线和有机溶剂回收生产线。焚烧生产线处理工业危废与医疗废物，焚烧处理的辅助燃料采用天然气，焚烧炉的烟气净化处理使用消石灰、尿素、阻盐剂、活性炭、液碱。有机溶剂回收生产线定向处理制药企业废有机溶剂，包括甲醇废液、乙醇废液、丙酮废液、乙酸乙酯废液、乙腈废液，产品为甲醇、乙醇、乙酸乙酯、乙腈、丙酮、重组分。

焚烧车间，焚烧处理工艺包括危险废物的预处理，焚烧处理系统，烟气净化处理系统，灰渣系统。

危险废物经过破碎、配伍等预处理后，送至回转窑。依次经历干燥、挥发分析出、焚烧燃烬，将物料高温焚烧。回转窑烟气由余热锅炉回收热量，产生的蒸汽供余热发电以及除氧器、有机溶剂蒸馏等工艺工段使用。烟气处理系统采用急冷塔＋干法脱酸＋布袋除尘器＋臭氧脱硝反应器＋碱喷淋塔＋湿电除尘。急冷塔采用尿素溶液脱除烟气中的氮氧化物；在急冷塔后的烟道内喷入消石灰粉末和活性炭粉末，去除烟气中的酸性物质，同时活性炭对烟气中的重金属和二噁英类物质进行吸附，去除悬浮颗粒物。经布袋除尘器除尘后烟道内喷入臭氧进一步脱硝，脱硝的烟气进入湿法洗涤塔用液碱洗涤进一步脱酸。脱酸后的烟气经湿电除尘后通过烟囱排入大气。从回转窑、余热锅炉底部、急冷塔、布袋除尘器等灰渣排放点收集的灰渣，送灰渣暂存库储存，定期处置。

溶剂回收装置，对甲醇废液、乙醇废液、丙酮废液利用双塔系统进行回收，采用常压连续精馏方法。乙酸乙酯废液，利用三塔系统进行回收，采用常压萃取精馏工艺。萃取剂乙二醇的回收方式为减压连续精馏。乙腈废液处理，利用三塔系统进行回收，采用减压+加压连续精馏工艺。

（二）职业病危害因素识别

本项目可能存在的职业病危害因素见表10.5。

（三）职业病防护措施评价

1. 职业危害防护设施

该项目采用 DCS 或 PLC 系统实现生产系统整体的远程控制、集中操作、统一管理，操作工以巡检作业为主。生产过程产生的废气均经收集处理后排放。涉及高温设备均采取相应的隔热保温措施；高噪声设备以集中布置的原则设置，并采取相应隔声、减振措施。所采取的职业病危害防护措施在本行业具有一定代表性。

焚烧车间防尘毒措施：①焚烧车间破碎系统机械作业，通过闸板及氮气保护形成封闭空间，物料通过卸料斜槽落入料仓。②焚烧车间固废料槽设置全面通风系统收集产生臭气，换气次数 2 次 /h。③焚烧炉的窑头、窑尾采用迷宫式柔性密封结构，焚烧系统整体采用微负压，防止无组织排放。④烟气处理采用"急冷塔+干法脱酸+布袋除尘器+臭氧脱硝反应器+碱喷淋塔+湿电除尘"的净化工艺。⑤锅炉灰斗出灰管装设回转式锁气器，保证烟气和灰渣的密闭。余热锅炉出灰口采用飞灰集料斗密闭收集；急冷塔底部卸灰阀、袋式除尘器底部星型卸料器采用吨袋收集飞灰。⑥出渣过程采用湿式出渣、机械出渣。⑦消石灰、活性炭采用气力卸车,在消石灰仓、活性炭仓顶部设置仓顶除尘器,收集卸料过程中产生的粉尘。

表 10.5　可能存在的职业病危害因素

车间	工序	设备/地点	职业病危害因素
焚烧车间	预处理	破碎系统、配伍投料	有机磷农药(甲拌磷等)、拟除虫菊酯类农药(氯氰菊酯等)、莠去津、HCl及盐酸、氰化物、H_2S、NH_3、甲醇、乙腈、乙醚、苯、甲苯、二甲苯、苯乙烯、丙酮、乙酸乙酯、乙酸丁酯、正己烷、酚、甲醛、铅尘、汞—金属汞、V_2O_5烟尘、镉及其化合物、砷及其化合物、羰基镍、油雾(废切削液、废机油等)、粉尘(矽尘、活性炭粉尘)
	焚烧处理系统	回转窑、二燃室、余热锅炉	CO、NO_x、SO_2、HCl及盐酸、H_2F、矽尘、铅尘、汞—金属汞、镉及其化合物、砷及其无机化合物、羰基镍、二噁英类化合物、高温、噪声、甲烷
		除氧器、汽包等	高温
		余热电站	高温、噪声、工频电磁场
	烟气净化处理系统	急冷塔、干法反应器、布袋除尘器	CO、NO_x、SO_2、HCl及盐酸、H_2F、矽尘、铅尘、汞—金属汞、镉及其化合物、砷及其无机化合物、羰基镍、二噁英类化合物、噪声
		尿素间	尿素、噪声
		消石灰间	$Ca(OH)_2$、噪声
		活性炭间	活性炭粉尘、噪声
		液碱池	NaOH
		臭氧发生间	臭氧、噪声
	灰渣系统	飞灰收集、运输至储存	NH_3、粉尘(矽尘、活性炭粉尘)、铅尘、汞—金属汞、V_2O_5烟尘、镉及其化合物、砷及其化合物、二噁英类化合物、噪声
		出渣过程	噪声
溶剂回收装置	装置区	提馏塔、精馏塔	甲醇、乙腈、乙酸乙酯、丙酮、乙二醇、噪声
	储罐区	装卸车	甲醇、乙腈、乙酸乙酯、丙酮

溶剂回收装置防毒措施：①溶剂回收装置、储罐区为露天布置，充分利用自然通风。②物料在储存、输送的过程中均采用密闭方式。③塔顶有机废气经密闭管道收集后送焚烧车间；精馏釜釜底废水进入指定接收罐，收集后处理；蒸馏釜的釜底残渣经收集后送焚烧车间。④有机溶剂储罐设置氮封装置，罐顶设置呼吸阀，废气经呼吸阀收集后送焚烧车间。

防噪声设施：略。

2. 职业病危害因素预期接触水平

该项目生产工艺成熟可靠，技术路线合理可行，机械化、自动化程度较高，在正常生产情况下，各车间作业人员接触职业病危害因素的浓度或强度能够符合职业接触限值要求。

3. 应急救援措施及个体防护用品（略）

（四）职业危害特点与建议

本项目职业病防治关键为预防各种化学中毒。焚烧过程应确保装置密闭良好，防止有害物料外溢，同时确保回转窑负压状态运转，防止燃烧废气的外溢。由于危险废物成分不确定，危险废物中所含成分较为复杂，包含但不限于所识别的职业病危害因素，焚烧废物中有害成分均可能对所接触的劳动者健康造成不利影响。焚烧车间破碎区域应设置硫化氢、氨、苯有毒气体探测器，回转窑设置一氧化碳有毒气体报警仪，焚烧车间破碎区域、溶剂回收装置及罐区设置可燃气体报警仪。报警点应设在可能释放有毒/可燃气体的释放点附近。

企业应充分了解危险废物的组成及危害，并采取相应的技术措施与个人防护，以减少劳动者与危险废物直接接触机会，降低接触水平。非正常工况下的职业病危害因素可能对作业人员造成一定的职业危害，企业应给予足够重视。

（王燕　赵亮）

第十一章 放射防护评价案例

一、某医用电子直线加速器项目评价

（一）项目概况与工作原理

某医院医用电子直线加速器放射治疗项目，新建加速器机房及其配套房间，总建筑面积约 200m²。设备为瓦里安生产的IX型 15MV 医用电子直线加速器 1 台。主要参数：X 射线 6/15MV；电子线 6MeV、9MeV、12MeV、15MeV、18MeV、22MeV，购买及安装时间为 2009 年。

工作原理：医用电子直线加速器由电子枪、加速管、束流控制和靶系统等几个主要部分组成。由主控制台触发，最终产生高能电子束，或利用高能电子束与靶物质相互作用的韧致辐射产生 X 射线束。作为一种体外照射的治疗设备，对人体恶性肿瘤进行照射，使肿瘤组织受到不可逆损毁。

放射诊疗流程：登记候诊—模拟定位—制定放疗计划—摆位—非患者离开—关闭防护门窗—放疗照射—结束离开。

（二）放射性职业危害分析

1. 正常运行状态下的辐射

主要包括有用线束、泄漏辐射、散射辐射和感生放射性。

有用线束：被加速的电子，最高能量可达 22MeV，由被加速的带电粒子与靶材料等相互作用产生 X 射线，最大能量可达 15MV。加速器运行时，有用射束可能直接穿透屏蔽体，对工作人员和相关公众成员造成辐射危害。

泄漏辐射：加速器的泄漏辐射主要是 X 射线、中子贯穿加速器机头屏蔽体以及经机头屏蔽体缝隙逃逸出的无用辐射。加速器运行时，泄漏辐射可以穿透加速器机房屏蔽墙体和门，对放射工作场所的工作人员和相关公众成员造成辐射危害。

散射辐射：加速器运转时产生的电子射线、X 射线等初级辐射，以及中子和俘获 γ 等次级辐射与防护屏蔽设施等相互作用，辐射方向可以经过一次和多次散射后穿透屏蔽墙、防护门和穿墙管道缝隙，对放射工作场所的工作人员和相关公众成员造成辐射危害；还可以经治疗室屋顶上方透射和散射，可能对相关公众成员造成辐射危害。

感生放射性：加速器产生大于 10MV 的 X 射线时，其初级辐射和次级辐射与加速器结构材料、机房屏蔽物质及空气等相互作用还可产生感生放射性，多由产生的污染中子引起。感生放射性核素在空气中主要有 ^{16}N（7.4s）和 ^{15}O（122s）；在偏转磁铁中主要有 ^{62}Cu（9.7min）、^{64}Cu（12.8h）、^{66}Cu（5.1min）；在混凝土中主要有 ^{27}Mg（9.5min）、^{24}Na（14.9h）、^{28}Al（2.3min）等。感生放射性为缓发辐射，产生于加速器运转时，停机后继续存在。摆位人员及维修人员主要受到感生放射性造成的外照射辐射危害，空气中产生的感生放射性核素还可造成人员的内照射；出束过程中，主要为上述 X 射线、中子射线、俘获 γ 射线对监督区的工作人员和公众造成的辐射危害。

2. 异常情况下的危害因素

加速器在异常和事故状态下，如发生安全装置失灵、损坏等情况，人员误入、误留于机房内，将会受到加速器有用射线、泄漏辐射产生的辐射危害。

（三）放射性危害分类

该项目涉及的辐射源项有：加速器产生的电子辐射、X 辐射、中子辐射、俘获 γ 射线以及感生放射性。此外，电离辐射与空气作用还会产生氮氧化物、臭氧等非电离辐射危害。根据《放射诊疗建设项目卫生审查管理规定》的分类，加速器放射治疗为职业病危害严重类的放射治疗建设项目。

二、某医院核医学项目评价

（一）项目概况与工程分析

某医院核医学项目，DS 机房及其配套房间拟设置于影像楼一层南侧，总建筑面积约 300m²。设备配置有：D&L-1 型闪烁分层摄影仪（DS）临床核医学系统一套，配备 VCT 型 64 排 128 层螺旋 CT1 台。拟购置的 DS 临床核医学系统，使用 ^{18}F-FDG 药物开展显像诊断工作。

DS 工作原理：DS 是由探测器系统、前端电子学系统、数据采集系统、主控机系统、机械系统和机电系统组成。在闪烁分层摄影仪扫描过程中，被探测的正电子放射性核素发生 β⁺ 衰变产生正电子，正电子与组织中的电子发生湮灭，产生两个具有 511keV 但向相反方向飞出的一对 γ 光子。闪烁分层摄影仪利用其封闭环绕型探测器阵列对这些背对背的光子进行测量，通过前端电子学系统对所测到的事件进行定位、定时和定性（即限能窗），仲裁及判选等分析形成单事例事件输出。单事例事件通过数据采集系统进行符合，产生符合数据（listmode 格式）输出。符合数据经校正软件系统作空间分类与重组（rebin）后形成投影线（即 sino 图），最终通过后续的闪烁分层摄影仪图像重建软件进行处理显示。

闪烁分层摄影仪探测的对象是正电子在生物机体内湮灭放出的两条方向相反能量为 511keV 的 γ 射线。首先要求探测器对这样能量的射线有足够的阻止本领使得闪烁分层摄影仪有很高的灵敏度和空间定位能力，如果探测器同时有好的能量分辨力可以进一步改善机器的位置分辨力有利于诊断微小病灶。时间分辨力也是重要的，好的时间分辨力可以提高图像的清晰程度。

DS 功能：闪烁分层摄影仪是在分子水平上利用影像技术研究人体心脑代谢和受体功能的一种非常先进的设备。闪烁分层摄影仪已成为肿瘤、心、脑疾病诊断的一种特别有效的方法。在肿瘤学、心血管疾病学、新医药学开发等研究领域中已经显示出它的卓越性能。

DS 检查过程：^{18}F-FDA 药物为静脉注射针剂，用于显像检查。根据患者的患病状况确定用药剂量。诊断流程为：CT 扫描→预约检查→检查准备、订购药物→注射药物→注药后候诊→图像采集→影像会诊。

（二）放射性职业危害分析

1. 临床核医学诊断

临床医学诊断过程中的辐射有 ^{18}F 和 X 射线。

^{18}F: DS 检查使用葡萄糖代谢型放射性药物 ^{18}F-FDG（无色或淡黄色澄明溶液，pH 值为 4.5~8.0，^{18}F 核纯度大于 99.8%）作为示踪显像剂施行诊断，^{18}F 衰变发射 β^+ 以及 β^+ 的湮没辐射，β^+ 最大能量为 0.633MeV，β^+ 存在时间很短，当 β^+ 被物质阻止而失去能量后立即与物质中的电子结合而转化成能量为 0.511MeV 的 2 个光子。放射性同位素 ^{18}F 的性质见表 11.1。

表 11.1　放射性同位素 ^{18}F 的性质

半衰期	109.7min
毒性分组	低毒
主要 β 射线能量（分支比）	633.5keV（96.7%）
主要 γ 射线能量（分支比）	511keV（200%）
γ 照射量率常数 Γ	$0.573R \cdot m^2/h \cdot Ci$
ALI_{min}	$2 \times 10^9 Bq$

X 射线： 由 CT 扫描时产生，包括有用线束辐射、泄漏辐射、散射辐射，即由有用线束和泄漏辐射直接照射在患者人体和建筑墙体等物体上而产生。上述 X 射线随着 CT 的开关而产生和消失，CT 球管 360° 方向上扫描产生 X 射线，最高能量 150kV。

2. 放射性废物

临床核医学工作中产生的放射性"三废"及某些疾病患者服用放射性药物后如不加管理，都有可能对外环境造成污染，对公众产生危害。

固态放射性废物：主要来源于操作过程中污染的注射器、针头、手套、导管、药棉、纱布、吸水纸、破碎杯皿等。

液态放射性废物：在操作过程中不产生放射性废液，但患者服药后的排泄物、分泌物及呕吐物均具有放射性，经水冲洗后可形成放射性废水；冲洗化验室和注射室容器、杯皿等也可产生放射性废液。另外在放射性药物的分装、注射等过程中，若操作不当引起外洒、外溢会使工作人员的手、工作服、工作台面等污染。污染的表面一方面会成为外照射的辐射源，一方面会通过皮肤渗透和污染的手进食使放射性物质进入体内形成内照射。

气态放射性废物：某些放射性药物操作可致空气污染，或本身虽不挥发扩散，但在标记过程中会随其他化合物（如盐酸）扩散到空气中，造成人员吸入形成内照射，本项目核医学科 SPECT-CT 检查基本不产生和排放气态放射性废物。

3. 事故状态及危害分析

各类放射性事故，如源的丢失、操作失误及患者可能受到的超剂量照射等对工作人员和公众可能造成危害。事故照射的特点是概率低而后果严重。由于所使用核素均操作简单、快速，加上严格管理制度的约束，发生放射性事故的概率极低。

临床核医学检查属于非密封型放射工作。从事放射性药物的操作过程中，放射性核素可能以液态、固态和气态进入周围环境，污染空气、设备、工作服和工作人员的体表，从而通过呼吸道、消化道、皮肤和伤口进入体内产生内照射。由放射性核素发射的 β 射线、γ 射线，对工作人员形成外照射。

对放射工作人员的危害：①从事取药、分装和为病人给药的操作人员，可受到 β 射线、γ 射线和 X 射线的外照射，以及可能通过污染的手、皮肤或工作服使放射性物质进入体内形成内照射；②若进入有病人等待诊断的候诊室，可受到来自病人体内放射性药物 γ 辐射的外照射。

对相邻人群的危害：①与放射工作场所相邻的非放射性工作人员，可能受到放射工作场所散射和泄漏辐射的外照射；②与被给药后的病人密切接触的家人或其他人员，与在公共场所活动的病人相邻的公众等，可能受到来自病人体内放射性药物辐射的外照射；③若因故造成局部外环境的放射性污染，可能对某些人群组形成内、外照射。

4. 潜在职业病危害

国际放射防护委员会（ICRP）为了辐射防护的目的和阐述剂量与效应的关系，将辐射有害效应分为确定性效应和随机性效应两种。因此从事放射治疗职业对放射性工作人员可能造成的职业危害是确定性效应和随机性效应。

确定性效应：是指那些发生概率和严重程度都随剂量变化而变化的效应，这种效应存在剂量阈值。某些确定性效应是特殊的组织所独有的。例如：睾丸和卵巢的暂时和永久性不育，眼晶体的白内障，皮肤的良性损伤、骨髓内血细胞减少所致造血障碍，还有在任何器官都能发生的炎症过程。

随机性效应：是指发生概率（而非严重程度）与剂量大小有关的效应，意思是"随机的或有统计性质的效应"。对于这类效应，即使很小的剂量，也有导致随机性效应发生的危险，尽管发生率很低。电离辐射诱发的癌症和遗传性损害两种效应均属于随机性效应。根据本项目特点，从事该项目工作的放射性工作人员可能的潜在性职业危害为确定性效应和随机性效应。由于随机性效应须受到超过阈值剂量时才发生，因此如果不发生事故照射，在正常工作情况下一般不会产生确定性效应，主要存在发生随机性效应的潜在性危害。

三、质子重离子放射诊疗项目评价

本项目可能产生放射性危害的诊疗设备较多，根据放射诊疗的布局情况，分四部分进行分析和评述。

（一）影像诊断区的辐射源项

拟配置的影像诊断设备 32 排 CT、X 射线 DR 机、X 射线胃肠机和核磁共振成像设备（MRI）等。

本项目配置的上述装置在运行时主要包括用线束 X 射线、泄漏辐射、散射辐射以及非辐射危害气体（臭氧、NO_x 等），MRI 在运行时不产生电离辐射危害。

（二）光子治疗区的辐射源项

本项目光子治疗区拟配置的设备包括医用直线加速器以及配套的 X 射线模拟定位机和大孔径 CT 模拟定位机。

模拟定位机在运行时也会由 X 线球管发出的初始 X 射线，机头组件的泄漏辐射，来自设备、设备周围物体以及患者身体的散射辐射。

拟采用美国瓦里安公司生产的型号为 Trilogy/Varian 的医用电子直线加速器。该加速器具有 2 种治疗模式：一种是 X 射线治疗模式，另一种是电子束治疗模式。加速器正常运行过程中，电子线和 X 射线同周围物质相互作用可产生轫致辐射、X 射线、β 射线、中子及感生放射性等放射性危害因素。

（三）核医学区的辐射源项

1. PET/CT 系统的辐射源项

本项目拟采用与 PET/CT 配套使用回旋加速器，性能：加速质子能量 9.6MeV，束流强度 40～60μA；CT 机最大管电压为 150kV，最大管电流为 500mA。辐射危害包括质子、中子、γ 射线、感生放射性、放射性固体废物、放射性液体废物、放射性废气、X 射线和注射放射性药物后的患者。

2. SPECT/CT 辐射源项

拟购置的 SPECT/CT 的辐射危害包括放射性核素（主要是 ^{99m}Tc 和 ^{153}Gd）、X 射线、其他少量放射性废物（如放射性药物废液和使用过的注射器等）。

3. 事故状态下的辐射源项

采取多重防御措施，PET 中心发生辐射事故的概率很小。在事故情况下，对人体的危害主要是外照射。发生以下情况时可能发生放射污染事故。

在非密封型放射性核素操作中，因操作不慎或违反安全操作规程（如熔靶、反应器倾翻或破裂、放射性药液泼洒等），造成操作室与工作人员体表发生放射性污染事故。

工作人员误食放射性药物，导致内污染，产生内照射。

因管理制度不严或工作失职，造成放射性核素（药物）或废物等丢失或被盗，引起公众潜在辐射危害。

（四）质子重离子治疗区

对于质子重离子加速器治疗系统，在机房防护中，考虑由质子重离子所引发的次级粒子的防护。辐射危害包括级联中子和蒸发中子 γ 射线、漏射和散射、感生放射性、X 射线、放射性固体废物。非辐射危害因素主要是臭氧和氮氧化物（NO_x）。

四、某工业探伤项目评价

（一）项目概况

项目名称：工业 X 射线探伤机（周向）；最大管电压：320kV，最大管电流：5mA（固定）。该工业 X 射线探伤机均在 X 射线探伤室内工作（每次曝光只使用 1 台工业 X 射线探伤机）。X 射线探伤室内工业 X 射线探伤机每周曝光时间最多 7h，按照 50 周 / 年计算（扣除节假日时间），则每年总曝光时间最多350h。

（二）工作原理及流程

原理：X 射线探伤机加热产生的电子经球管加速后，轰击阳极靶，发生轫致辐射产生 X 射线。因焊缝缺陷对射线的吸收能力不同，使射线落在胶片上的强度不一样，胶片感光程度也不一样，这样就能准确、可靠、非破坏性地显示缺陷的形状、位置和大小。

流程：先在被探伤物件的焊缝处贴上胶片，被探伤物件置于电控角车上，通过轨道推入探伤室内，将工业 X 射线探伤机固定在适当位置，关闭 X 射线探伤室防护门，接通电源照射一定时间后关机，完成一次探伤。然后，冲洗照片、观察照片（评定底片）、出具探伤报告。

（三）辐射危害因素分析

1. 辐射危害程度分析

本项目涉及的职业危害因素属放射性物质类（电离辐射）。依据 GBZ/T

181，工业 X 射线探伤机属于 B 类；其电离辐射危害性质为职业病危害严重的建设项目。

2. 正常运行状态下的辐射危害因素

工业 X 射线探伤机工作时，将产生有用线束 X 射线、泄漏辐射和散射辐射，对探伤室周围环境造成一定辐射危害，X 射线探伤机停机后，上述 3 种 X 射线的辐射危害随之消失。

3. 异常或事故状态下的辐射危害

在异常或事故状态下产生的 X 射线可对工作人员及周围公众造成意外照射。事故照射主要是因射线装置失灵、损坏或调试失误等，可能造成因人员留处于异常辐射状态的场所而受到的照射。检修状态下，工业 X 射线探伤机断电，无射线出束，故不需考虑辐射危害因素。

4. 非辐射危害因素分析

X 射线电离周围的空气，可产生微量臭氧（O_3）和氮氧化物（NO_x，以 NO_2 为主），射线装置机房通过保持良好通风可有效避免。

五、某电子加速器项目评价

（一）项目概况与工作原理

拟采用高频电子加速器相关指标：最大加速电子能量为 0.95 MeV；最大束流强度为 100 mA；最大扫描宽度为 1800 mm；型式为立式；主射方向，向下；能量稳定度、束流稳定度为 ±2%；最大束流功率（0.95MeV 时）为 125 kW。

原理：用高频振荡器将低压工频电能转换成高频电能，输送给高压发生器；经过高压发生器内高频变压器的作用，升压成高频电压；再将此高频电压加在空间耦合电容上，通过各级串联和电压叠加，获得更高电压。加速器电子枪中的灯丝产生电子云，引入到加高压的加速管，形成高能电子束，然后经过扫描窗作用于电线、电缆绝缘材料内的有机高分子聚合物上，可使其大分子之间发生化学键搭桥，形成三维网状结构（辐照交联），从而显著改善绝缘材料的化学稳定性和热稳定性。

在辐照环节，按照放线—辐照—收线的步骤，具体辐照过程则是由相关人员预设参数后辐照设备的计算机控制运行。电子加速器的最大电子能量为 0.95MeV，最大束流强度为 100mA，其能量不会引起受照部件和空气活化，不存在放射性物质污染，亦不存在固、液、气态放射性废物。该设备的加速器仅在加高压并满足一定条件下才能发射电子束或与周边物质及电线相互作用产生 X 射线，未加高压时无任何电离辐射。

（二）不同运行状态下的辐射源项

根据《建设项目职业病危害风险分类管理目录（2021 年版）》规定，该项目属职业病危害风险严重的建设项目。

1. 正常运行状态下的辐射源项

本项目所涉电子加速器产生最大电子能量为 0.95MeV，由轫致辐射过程产生的 X 射线最大能量不超过 0.95MeV，不会产生中子和感生放射性。

本设备产生的主要辐射源项包括主射束的电子束及机头泄漏辐射；电子束与其周围介质相互作用产生的 X 射线；来自组成部件及受照线材表面的散射辐射。

2. 异常和事故状态下的辐射源项

本设备可能存在异常或事故的状况，主要包括：工作人员误操作，导致发生相关人员受意外照射的事件；安全设备或重要组件发生故障，如联锁失效或由计算机软硬件故障导致强制出束等情况，使得相关人员可能受到不必要的照射。

异常情况下的辐射源项与正常运行下的辐射源项种类相同，但事故状态下的辐射源项对人员的危害影响超过正常运行状态。

3. 非放射性职业病危害因素

空气在射线作用下吸收能量并通过电离作用产生臭氧（O_3）、氮氧化物（NO_x）等有害气体，臭氧和氮氧化物能造成眼、鼻、喉刺痛，轻者会引起咳喘、头痛、胸闷，重者则会导致肺气肿和肺炎。臭氧还能使橡胶等材料加速老化，某些氮氧化物与水汽相互作用形成的酸雾会腐蚀设备。

六、某料位计项目评价

（一）项目概况与工作原理

放射源相关信息，核素：^{137}Cs 主要能量 0.662MeV，^{60}Co 主要能量 1.173MeV、1.332MeV。

γ 射线料位计基于 γ 射线穿过物料时强度减弱的物理特性实现料位测量，放射源采用 ^{137}Cs 或 ^{60}Co，一束 γ 射线穿过物料，其减弱规律为：

$$Ix = lo \times e^{-\mu} \rho \, d^{-\lambda} t$$

式中：lx：穿过物料后的射线强度；Io：穿过物料之前的射线强度；e：自然对数的底数；μ：介质对 γ 射线的线性吸收系数；ρ：被测介质密度；d：射线通过的物料路径；λ：衰减时间系数；t：时间。

放射源与探测器分别安装在被测设备的两侧，当设备内物料上升或下降时，探测器所接受到的射线通量率随之减弱或增强，探测器将射线信号转换成脉冲信号传送至微处理机，其根据一定的数学模型计算出相应的料位高度并作显示和模拟信号输出。

（二）辐射危害因素分析

1. 辐射危害程度分析

本项目涉及的职业病危害因素属放射性物质类（电离辐射）。依据 GBZ/T181 的规定，含密封放射源料位计均属 C 类；放射源分别为 IV 和 V 类放射源。综合判断，本项目电离辐射危害性质为职业病危害一般的建设项目。

2. 正常运行状态下的辐射危害

在正常运行状态下，源容器的源闸打开，放射源可从源闸口发射出 γ 射线。^{137}Cs 源和 ^{60}Co 源分别放置于密封铅容器内，可屏蔽 ^{137}Cs 源和 ^{60}Co 产生的 γ 射线，但 γ 射线不可能被完全屏蔽，其表面周围剂量当量率应当符合国家规定和标准要求。放射源发射出的 γ 射线经透射和反射，对作业场所及周围环境产生辐射影响。

3. 异常或事故状态下的辐射危害

放射源因故从料位计上拆下来，或在此过程中放射源容器保管不善，可能会发生放射源丢失或被盗事故，产生严重的环境污染。

4. 检修状态下辐射危害

检修状态下，放射源生产厂家专业人员利用操作杆将料位计探测器内的放射源取出并放置于储存罐内；对拆下的料位计设备进行检测维护后，再将储存罐内的放射源放回至料位计探测器内，并将料位计设备恢复安装到原位置，重新进行标定调试工作。在此过程中一般不会对周围环境（地面、空气、机器等）产生弥散性污染。

（张显鹏　刘建伟　周涛）

附：名词与缩写

职业危害（occupational hazard）：对从事职业活动的劳动者可能导致的工作有关疾病、职业病和伤害。

职业危害评价（occupational hazard assessment）：建设项目职业病危害评价。

OEL$_S$（occupationalexposure limits，职业接触限值）：劳动者在职业活动过程中长期反复接触某种或多种职业性有害因素，不会引起绝大多数接触者不良健康效应的容许接触水平。化学有害因素的职业接触限值分为时间加权平均容许浓度、短时间接触容许浓度和最高容许浓度 3 类。

PC-TWA（permissible concentration-time weighted average，时间加权平均容许浓度）：以时间为权数规定的 8h 工作日、40h 工作周的平均容许接触浓度。

PC-STEL（permissible concentration-short term exposure limit，短时间接触容许浓度）：在实际测得的 8h 工作日、40h 工作周平均接触浓度遵守 PC-TWA 的前提下，容许劳动者短时间（15 min）接触的加权平均浓度。

MAC（maximum allowable concentration，最高容许浓度）：在一个工作日内、任何时间、工作地点的化学有害因素均不应超过的浓度。

EL（excursion limits，漂移限值）：对未制定 PC-STEL 的化学有害因素，在符合 8h 时间加权平均容许浓度的情况下，任何一次短时间（15min）接触的浓度均不应超过的 PC-TWA 的倍数。

PPE（personal protective equipment）：个体防护用品。

行动水平（action level）：工作场所职业性有害因素浓度达到该水平时，用人单位应采取包括监测、健康监护、职业卫生培训、职业危害告知等控制措施，一般是职业接触限值的一半。